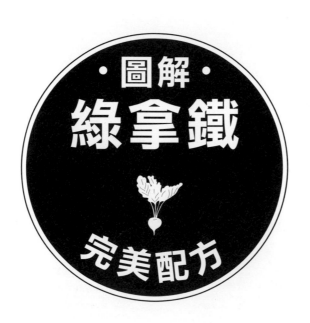

· 圖解 ·

綠拿鐵

完美配方

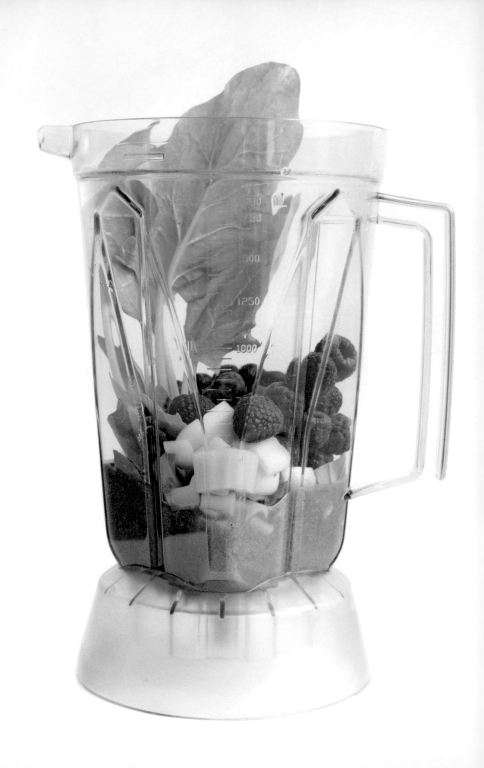

Fern Green

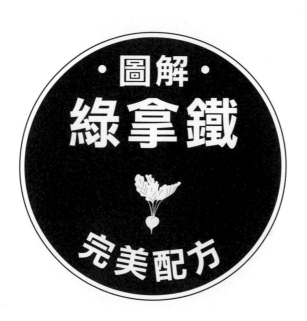

·圖解·
綠拿鐵
完美配方

積木文化

目錄

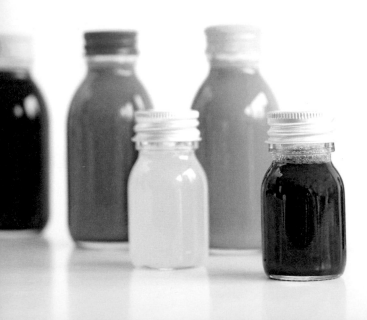
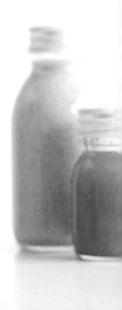

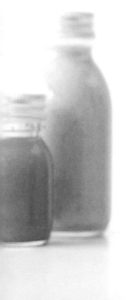
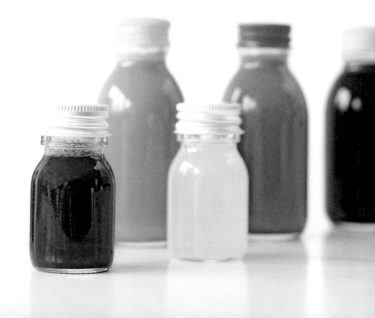

前言

好好照顧自己的身體

現代人比過去更明白如何管控疾病與老化的過程，我們意識到照顧自己的身體是多麼重要，完善的飲食對身體又有多大益處。健康飲食不僅會反應在外表活力上，也能讓身體感覺舒暢，還能幫助我們更積極正向的面對生活。

經常可以聽到烹煮過程會摧毀食物中的優質蛋白酶且破壞營養素的說法，因此人們一直在尋找簡易速成的生食方法。

而製作蔬果汁或綠拿鐵，正是一個能讓人同時攝取多樣蔬果的絕佳方式。拿把菠菜，加一、兩顆蘋果，放入榨汁機或食物調理機中，一切就大功告成了：一杯獨創且營養滿滿的綠色飲品就在眼前。假如你原本選擇要吃菠菜沙拉，極可能得嚼上一大盤，才能攝取到一杯綠拿鐵或蔬果汁中所含的等量維他命與礦物質。

在這本可愛的圖解食譜中，你將找到實用的製作訣竅與驚人的美味配方，讓你就此愛上蔬果汁與綠拿鐵，成為生活中的不可或缺。不管你是想要減重、對抗疲憊、抵禦疾病，或只是單純想要讓自己更健康，把蔬果汁、綠拿鐵加入你為自己打造的飲食清單中吧，你將會慢慢地體會到它們的神奇功效。

綠色系蔬菜飲品的五大功效

藉由這些蔬果汁與綠拿鐵，你將能夠：

* 洗滌身體，開始排毒，並且經由重建體內酸鹼值平衡，達到預防疾病與治癒健康問題的功效。
* 以天然的方式讓自己擁有精力滿滿，進而減少日常生活的咖啡因攝取量。
* 讓不愛吃蔬菜的孩子，在享用心愛水果同時，也吃進了蔬菜。
* 把蔬果汁或綠拿鐵當作速成餐或代餐，減重更輕鬆。蔬果汁與綠拿鐵中存在的抗氧化物與植化素，能為減重期的你增添元氣。
* 讓蔬果汁與綠拿鐵中多到滿出來的維他命、蛋白酶與葉綠素，淨化你的血液。

蔬果汁還是綠拿鐵？

依照你的口味二選一吧。蔬果汁和綠拿鐵都是以生鮮食材當作基底，兩者同樣營養，對健康一樣好處多多。若要製作綠拿鐵，必須先備有一台食物調理機，若想榨取蔬果汁液，那就得準備一台榨汁機（參見第9頁的建議工具）。

想要做出一份充滿維他命與礦物質的美味蔬果汁，你只需將蔬菜與水果放入榨汁機中。飲用之後，蔬果汁的營養將會在數分鐘內流入血液裡，你將因此感覺到滿滿的元氣。

這是讓你的身體攝取有益健康的綠色蔬菜最迅速的方法。事實上，榨汁機把蔬果汁從纖維中分離出來，纖維將留在果渣盒中（使用完畢，最好馬上清空果渣盒並清洗榨汁機）。纖維會延緩養分的吸收速度，讓養分只能緩慢地釋放至身體系統裡。

製作綠拿鐵時，我們會將果肉放至食物調理機中攪打，因此會打出一杯濃稠的飲品。你若想讓綠拿鐵更容易消化吸收，可依照個人喜好口感添加飲用水，以調整綠拿鐵的濃稠度。綠拿鐵保留了蔬果中的纖維，能藉此清理腸道與消化系統，進而幫助身體排出廢物。

小叮嚀：飲用綠拿鐵時可別喝得太快，盡量小口小口啜飲，否則你的小肚肚很容易脹氣哦。

每天喝杯蔬果汁或綠拿鐵，你的身體將會有神奇的變化。試試看！拭目以待吧！

綠葉食材

也許，剛開始的時候，你會有點兒不習慣在蔬果汁中添加綠色蔬菜，鐵定會加上數種水果，讓口味甜一些。別再猶豫了，把綠色蔬菜加到你的蔬果汁或綠拿鐵中，慢慢喜歡上蔬果調和的口味吧。本書所提供的配方絕大多數的蔬果比例是：蔬菜60%，水果40%（有時水果的占比更少呢）。

選擇製作蔬果汁或綠拿鐵的綠色蔬菜時，你需要考量多樣性。蔬菜的多樣化是供給身體器官所需全部養分的主要關鍵，蔬菜種類多變化，才能讓你保持神采奕奕！

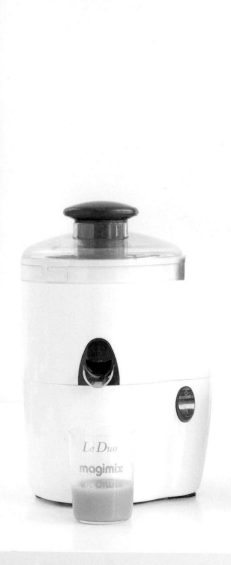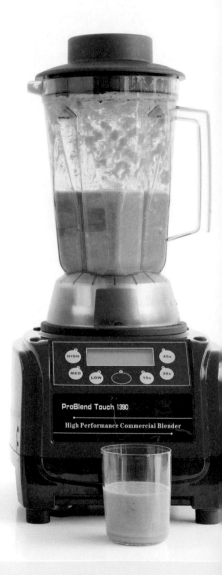

建議工具

食物調理機

食物調理機是非常實用的工具，不僅可以用來打綠拿鐵，還能製作各種美味的料理，例如湯品與醬汁。因此，選購一台高品質的食物調理機是絕佳的投資。

選擇一台具有 1000 瓦（watt）功率、高轉速且配有高效能刀刃系統的機型，你將打出一杯又一杯質地濃郁且更好入口的綠拿鐵。

便宜的食物調理機很可能用沒多久就壞了，尤其經常使用的話。開始使用食物調理機時，請先設定低速攪打，再慢慢調高速度，讓所有的食材都能充分攪打均勻。

Vitamix® 或 Blendtec® 是食物調理機界享負盛名的品牌，世界各地許許多多蔬果汁綠拿鐵專業吧都在使用。英國品牌 Projuice® 分別開發了一款中階的食物調理機與名為 Problend 的高階食物調理機（本書成品都是用 Problend 1390 攪打完成的，其運作效能極致出色）。

榨汁機

我們總是能在市面上找到比前一代產品更容易操作保養的榨汁機選擇。保養維護，似乎是這類產品最重要的訴求之一，因為許多人之所以放棄自己榨蔬果汁，就是因為事後清洗機器太難了。市面上有各種不同的榨汁機款式，價位落差也相當大。比較之下，價格相對便宜的離心榨汁機，具有能夠高速運作且榨汁極為迅速的優點；而壓榨機與慢磨機榨取汁液的速度則較為緩慢，榨取後若放至冰箱冷藏保存，氧化速度較慢、保鮮期較長。

市售離心榨汁機的眾多機型中，法國品牌 Magimix® 的 Duo 系列機款極為出色。至於多功能蔬果慢磨機的推薦款則是 Omega® VRT350 HD，此款機型非常容易清洗，具有各種蔬菜都適合的弱速磨汁系統，連小麥草都適用。

在第 160 頁有本書推薦工具的供應商網址，提供讀者參考。

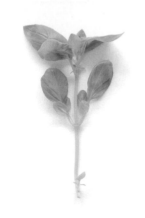

羅勒

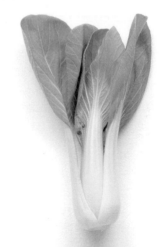

青江菜

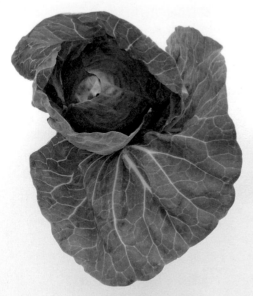

高麗菜

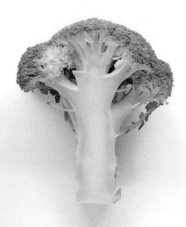

綠花椰菜

綠色超級蔬菜

綠色蔬菜具有許許多多的功效與滿滿的優質養分。雖然我們已經很努力把蔬菜加到飲食菜單中，但有時候還是不容易吃到足夠的蔬菜量，以提供人體所需的各種維他命與礦物質。藉由將蔬菜壓榨成汁或加以攪打，我們就可以攝取到更大的蔬菜量。

葉菜類蔬菜具有細胞壁，細胞壁主要由纖維素所構成，但纖維素卻是人體難以分解的一種成分。把蔬菜轉化成蔬果汁或綠拿鐵，能讓身體組織更容易吸收營養成分。

羅勒

這種香草植物富含維持心血管健康的必要養分。因為羅勒能針對那些影響皮膚與頭髮的毒素產生作用，因此它不僅是一種天然的抗發炎物，也是細菌增生的抑制劑。它是維他命 K、鐵、鈣、維他命 A 的優質來源，對深受腸炎或關節炎之苦的人來說，是一種非常理想的香草食物。

青江菜

一種十字花科的蔬菜，有很好的抗癌效果。它具有高含量的維他命 K（近乎人體每日建議攝取量的一半）、滿滿的抗氧化物，以及對眼睛健康非常有益的 β 胡蘿蔔素。

高麗菜

這種另類的十字花科蔬菜也是維他命 K 與 C 的絕佳來源。高麗菜有著各種不同形狀、顏色與大小的品種：球芽甘藍就是高麗菜的一種迷你版本。由於甘藍本身具有強大的抗發炎特性，因此甘藍汁可助於預防或治療胃潰瘍。

綠花椰菜

十字花科蔬菜之王，十字花科蔬菜不僅能夠對抗癌症，還能抵禦糖尿病、阿茲海默症、心臟疾病、關節炎等疾病。花朵形的蔬菜會讓你的綠拿鐵變得濃稠，必要可加點水攪打。綠花椰菜莖也可以派上用場喔！綠花椰菜含有維他命 C、K、A、B9（葉酸）與多種纖維。

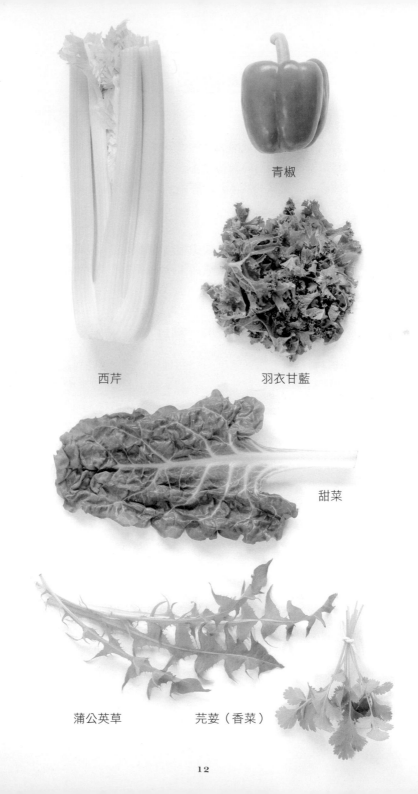

青椒

西芹

羽衣甘藍

甜菜

蒲公英草　　　　芫荽（香菜）

西芹

西芹具有利於維持體溫正常的解熱特性，含有可調節血液 PH 值（酸鹼值）與中和酸度的各類礦物質。它與茴香和香芹屬於同科植物，會讓飲料帶有微微的鹹味。本身的纖維極多，因此很難攪打，但卻是榨汁的理想食材。

甜菜

這種葉狀蔬菜品種很多（有綠色、白色、金色、紅梗與黃梗），一律都列於綠色蔬菜。它雖是一種紫實的蔬菜，卻很容易攪打。富含維他命 A、C、K，素以調節血糖以及藉由高含量植物營養素抗發炎等特性而聞名。

蒲公英草

蒲公英草富含維他命 A 與 K，以能清肝淨血而享有盛名。由於蒲公英草的苦味濃，因此最好連同其他綠色蔬菜或甜味重的水果一起混合打成蔬果汁或綠拿鐵。

青椒

青椒鮮脆多汁，富含矽，對臉部氣色相當有益，也是鉀（有益體內水平衡）以及有益調節血壓的礦物質極佳的來源。

羽衣甘藍

羽衣甘藍屬於十字花科的一員，是用以對抗膀胱癌、乳癌、結腸癌、卵巢癌與攝護腺癌的超強武器。富含主要脂肪酸 omega-3，能夠治療關節炎並舒緩發炎現象。而每卡路里的鈣質含量比牛奶還多，是維持骨骼健康的優質蔬菜。較為硬實的羽衣甘藍有時難以嚼爛，因此最好攪打至所有蔬菜塊都消失為止。

芫荽（香菜）

這種具天然淨化功能的蔬菜高手，具有能夠移動體內有毒金屬、使之排出組織外的化學成分。香氣濃郁的芫荽擁有抗氧化的特性，可助消化、排除腸道脹氣、減緩發炎現象、降低血糖值以及血液中的低密度膽固醇。

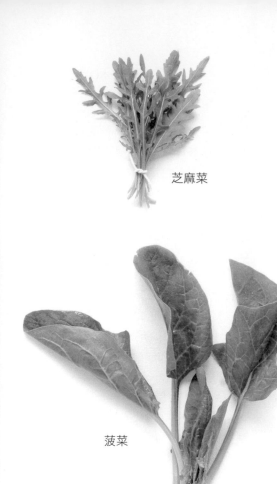

芝麻菜

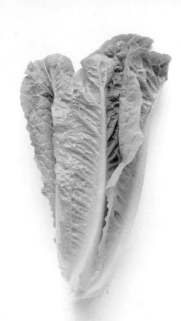

蘿蔓萵苣

菠菜

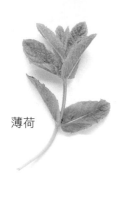

薄荷

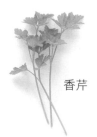

香芹

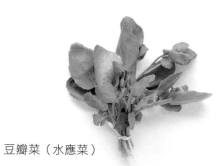

豆瓣菜（水應菜）

芝麻菜

芝麻菜有著橡樹葉的外型，常被用作沙拉中的蔬菜，有一股讓人想起黃芥末的胡椒味。它是十字花科蔬菜成員，因此也是一種強勁的抗癌蔬菜。富含鈣質、維他命 A、C、K 與鉀的芝麻菜，是一種有助消化與清晰思緒的天然春藥。

菠菜

菠菜是一種帶有甜味的綠葉蔬菜，充滿各種維他命與礦物質：維他命 A、C、B2、B6、B9（葉酸）、E、錳、鎂、鐵、鈣與鉀等元素。然而，並非所有的蔬果汁或綠拿鐵都能加入菠菜，因為它含有草酸，這是一種會與體內金屬結合並刺激腎臟的物質。菠菜不僅有益消化系統，豐富的維他命對皮膚與骨骼也相當有幫助。菠菜是相當被推薦在減重時期食用的蔬菜。因為它能引發飽足感。

香芹

這種常見的香草蔬菜富含葉酸，能夠中和某些致癌物。香芹有助於代謝碳水化合物、減重與全身排毒，還能如同番茄與西芹一樣為你的綠拿鐵提味。摘採之後，放入冰箱冷藏，保鮮期長達數天。

蘿蔓萵苣

用一、兩棵蘿蔓萵苣滋養一下你的腎上腺皮質吧！這種萵苣非常營養，能夠確保你的身體平衡，還能活化身體自發的排毒過程。富含纖維的蘿蔓萵苣能夠清理消化系統，強化肌肉與心臟。任何一種綠拿鐵都能添加它！

薄荷

想讓飲料帶有一抹清涼的口感，就加上幾小株薄荷吧。薄荷有助於放鬆身體與思緒，在減輕頭痛、噁心、舒緩壓力等方面功能，效果十分顯著。

豆瓣菜（水應菜）

這種帶有嗆味的綠葉蔬菜含有維他命 A、C 與 β 胡蘿蔔素。以善於修復白血球的 DNA 與改善血液循環而聞名。你可將它加在各種綠拿鐵中，讓味道更濃郁。

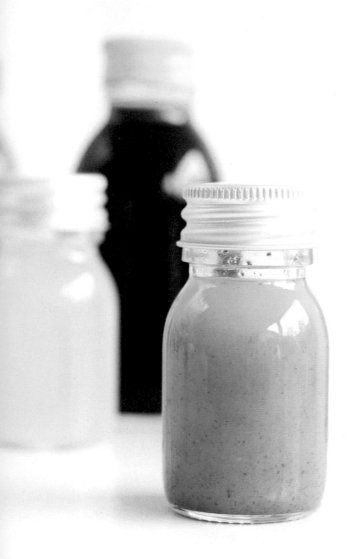

一份簡單的排毒計畫

在冗長的消化過程中，我們需要耗費相當大的體力。當我們停止食用固態食物時，器官的運作需求沒有那麼多，血液與精力就能順暢無阻地抵達大腦、肝臟與皮膚等部位。彷彿給身體組織放幾天假，把精力轉來解決我們平日忽略的問題：排出毒素，並且讓自己終能放鬆休息。

計畫執行前

你若決定要進行排毒計畫，先做些簡單的預備動作吧：開始計畫的幾天前，先停止攝取某些飲食或物質，例如：咖啡因、酒精、尼古丁、精製糖、葷食與小麥。如此一來，之後只能吃生食、湯類、蔬果汁或綠拿鐵，並要大量喝水，這樣執行起來就容易多了。

計畫進行中

至少每一、兩個小時就飲用一份蔬果汁，好讓身體持續地吸收養分。規律地喝點水或花草茶。排毒時期要注意保暖，因為你可能會比平常更容易覺得冷。找時間多休息，你的身體將會需要時間進行修復。
歷經過大排毒的前幾天，你將吸收到某些含量的養分，因此擁有非常清晰的思緒，並體驗到一股輕盈感與一種自然而然的舒適愜意。你將不再難以入睡，也會睡得深沉，早晨更容易起床，一整天都不再感到疲憊。滿滿精力的你，將擁有神采奕奕的氣色與炯炯有神的目光，體重均衡、心情不再浮動，覺得自己健康無比。

計畫結束後

不要貿然中斷排毒療程是很重要的。
結束後第一天最好維持飲用湯品與綠拿鐵。隨後幾天，仍要避免攝取排毒療程前捨棄的那些食物，之後才陸續加回你的餐飲清單中。
未滿 16 歲、正處懷孕期、哺乳期、有健康方面的問題或正接受藥物治療者，請勿嘗試本排毒計畫。你若有任何疑問，請在著手進行前，徵詢醫生意見。

你的七日排毒計畫

這份計畫為你安排每日所需飲用的蔬果汁與綠拿鐵份量。依照本書的配方，你最多可以製作出 300 c.c. 蔬果汁與 700 c.c. 綠拿鐵（加水攪打後的量）。本計畫非常容易進行：每天擇一配方的蔬果汁與綠拿鐵定量飲用即可。你可以一早就把當天要喝的量全準備好，放在冰箱冷藏，之後再飲用。

I 第一天

夏日清涼飲（參見第 32-33 頁）
草莓歡樂綠拿鐵（參見第 72-73 頁）

早餐	夏日清涼飲 300 c.c.
上午的中間時段	草莓歡樂綠拿鐵 150 c.c.
午餐	草莓歡樂綠拿鐵 200 c.c.
下午的中間時段	草莓歡樂綠拿鐵 150 c.c.
晚餐	草莓歡樂綠拿鐵 200 c.c.

2 第二天

翠綠纖維飲（參見第 28-29 頁）
鹼化體質綠拿鐵（參見第 86-87 頁）
＋生薑能量飲（參見第 144-145 頁）

早餐	翠綠纖維飲 300 c.c.
上午的中間時段	鹼化體質綠拿鐵 150 c.c.
午餐	鹼化體質綠拿鐵 200 c.c.
下午的中間時段	鹼化體質綠拿鐵 150 c.c.
晚餐	鹼化體質綠拿鐵 200 c.c.

當你想要更多營養時可以加一份：生薑。

3 第三天

芝麻菜清爽飲（參見第 22-23 頁）
西瓜綠拿鐵（參見第 114-115 頁）

早餐	芝麻菜清爽飲 300 c.c.
上午的中間時段	西瓜綠拿鐵 150 c.c.
午餐	西瓜綠拿鐵 200 c.c.
下午的中間時段	西瓜綠拿鐵 150 c.c.
晚餐	西瓜綠拿鐵 200 c.c.

4 第四天　　　　　　　蒲公英草清爽飲（參見第 24-25 頁）
　　　　　　　　　　　枸杞甜橘綠拿鐵（參見第 124-125 頁）

早餐　　　　　　　　　蒲公英草清爽飲 300 c.c.
上午的中間時段　　　　枸杞甜橘綠拿鐵 150 c.c.
午餐　　　　　　　　　枸杞甜橘綠拿鐵 200 c.c.
下午的中間時段　　　　枸杞甜橘綠拿鐵 150 c.c.
晚餐　　　　　　　　　枸杞甜橘綠拿鐵 200 c.c.

5 第五天　　　　　　　小麥草活力飲（參見第 30-31 頁）
　　　　　　　　　　　酪梨綠拿鐵（參見第 92-93 頁）
　　　　　　　　　　　+ 杏仁奶（參見第 150-151 頁）

早餐　　　　　　　　　小麥草活力飲 300 c.c.
上午的中間時段　　　　酪梨綠拿鐵 150 c.c.
午餐　　　　　　　　　酪梨綠拿鐵 200 c.c.
下午的中間時段　　　　酪梨綠拿鐵 150 c.c.
晚餐　　　　　　　　　酪梨綠拿鐵 200 c.c.

有需要的時候可以喝一份堅果奶：不加甜味劑的杏仁奶。

6 第六天　　　　　　　甜菜根美顏飲（參見第 36-37 頁）
　　　　　　　　　　　蘆薈萵苣綠拿鐵（參見第 122-123 頁）

早餐　　　　　　　　　甜菜根美顏飲 300 c.c.
上午的中間時段　　　　蘆薈萵苣綠拿鐵 150 c.c.
午餐　　　　　　　　　蘆薈萵苣綠拿鐵 200 c.c.
下午的中間時段　　　　蘆薈萵苣綠拿鐵 150 c.c.
晚餐　　　　　　　　　蘆薈萵苣綠拿鐵 200 c.c.

7 第七天　　　　　　　體內環保飲（參見第 64-65 頁）
　　　　　　　　　　　藍莓奇亞籽綠拿鐵（參見第 134-135 頁）

早餐　　　　　　　　　體內環保飲 300 c.c.
上午的中間時段　　　　藍莓奇亞籽綠拿鐵 150 c.c.
午餐　　　　　　　　　藍莓奇亞籽綠拿鐵 200 c.c.
下午的中間時段　　　　藍莓奇亞籽綠拿鐵 150 c.c.
晚餐　　　　　　　　　藍莓奇亞籽綠拿鐵 200 c.c.

蔬果汁

蔬果汁的製作過程非常迅速又簡單，你只要備有一台榨汁機、一把鋒利水果刀和一塊砧板即可。假如你的榨汁機沒有配備橙檸壓榨器，別忘了先將柑橘類水果去皮，再放入機器中。承接蔬果汁的容器也要擺好位置。本章節所提供的食材配方大約可榨出 200 c.c. 至 300 c.c. 的蔬果汁。

芝麻菜清爽飲
嗆辣、鹹

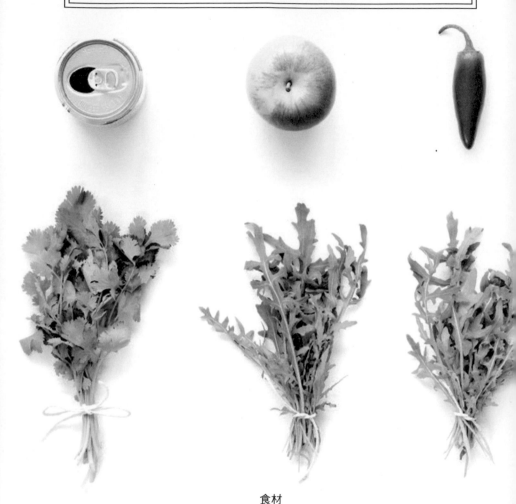

食材

椰子汁半瓶（約 250 c.c.）• 芝麻菜 2 把
紅蘋果 1 顆 • 芫荽（香菜）1 小把
墨西哥辣椒 1 根（依個人口味，酌量添加）

———————

先將椰子汁倒入玻璃杯中。把其他食材放入榨汁機中，
榨好後將蔬果汁倒入同一個杯中。攪拌後再喝。

具天然春藥之效，
可助消化，利於清晰思緒。

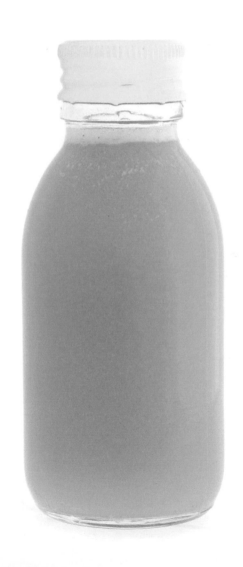

(D) 排毒　(I) 提升免疫力　(SO) 活化身體機能

蒲公英草清爽飲

鹹

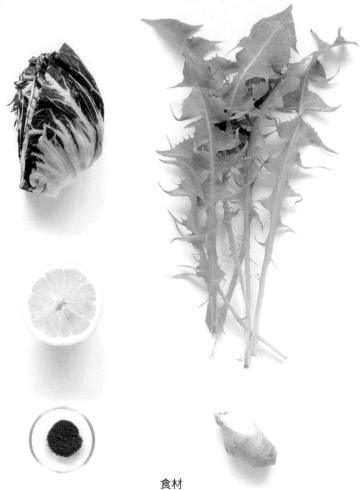

食材

卡宴紅椒粉 1 小撮 • 紫菊苣 ¼ 顆

蒲公英草 1 把 • 生薑 25 公克

黃檸檬汁少許

將卡宴紅椒粉放入玻璃杯中。把紫菊苣、蒲公英草以及生薑放入榨汁機中，
榨好後將蔬果汁連同檸檬汁倒入同一個杯中。稍微攪拌後再喝。

富含葉綠素，
有助於淨化身體各個維生器官，更具美膚功效。

Ⓟ 進行體內環保 Ⓓ 利尿 ⓑⓜ 加速新陳代謝

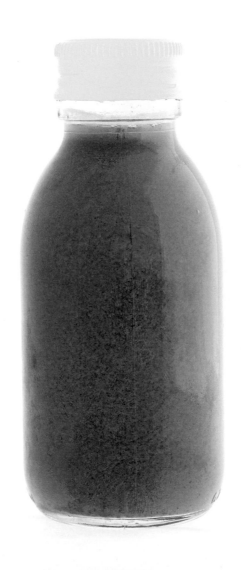

甜菜根清爽飲

鹹

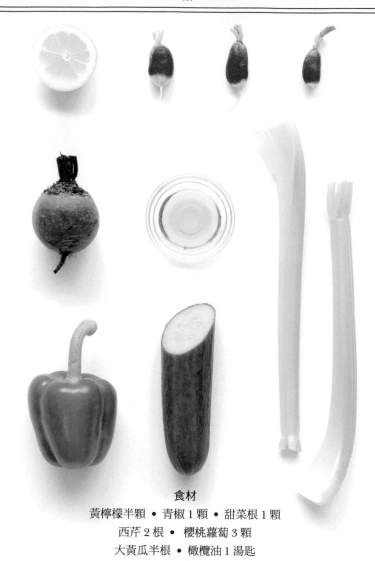

食材

黃檸檬半顆 • 青椒 1 顆 • 甜菜根 1 顆

西芹 2 根 • 櫻桃蘿蔔 3 顆

大黃瓜半根 • 橄欖油 1 湯匙

假如你的榨汁機配有橙檸壓榨器，請先使用該配件榨取檸檬汁。

若無，請先削去檸檬皮，再將檸檬和其他食材一起放入榨汁機中榨汁。

最後在杯中倒入橄欖油，攪拌後再喝。

可加速你的新陳代謝，
滿滿的鉀有助於降低血壓。

Ⓘ 提升免疫力 ⓈⓄ 活化身體機能 Ⓐ 鹼化體質

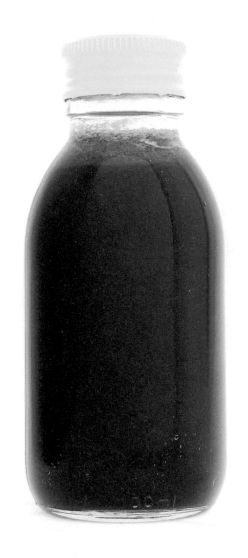

翠綠纖維飲

鹹

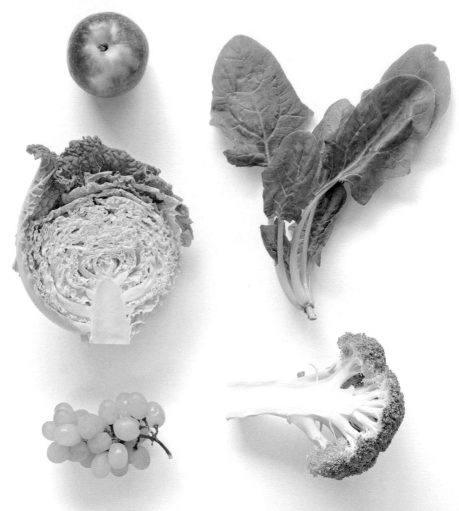

食材

綠花椰菜半顆 • 白葡萄 1 小串
菠菜 1 株 • 高麗菜 ¼ 顆 • 紅蘋果 1 顆

把全部的食材放入榨汁機中榨汁。

滿是維他命 C 與抗氧化物，可有效抵禦疾病。

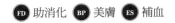 助消化　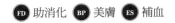 美膚　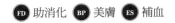 補血

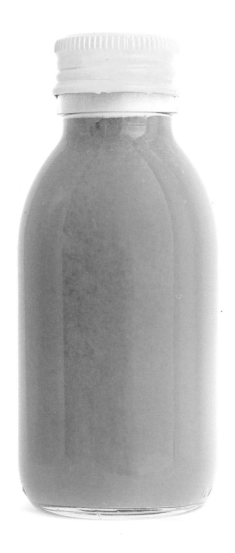

小麥草活力飲

微微的……鹹！

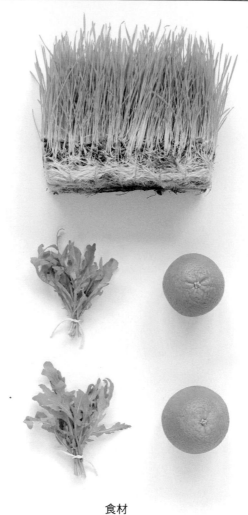

食材
芝麻菜 2 把
小麥草 2 把
柳橙 2 顆

把全部的食材放入榨汁機中榨汁。

富含維他命 A、C、K 的活化飲品，可讓你的能量滿載。

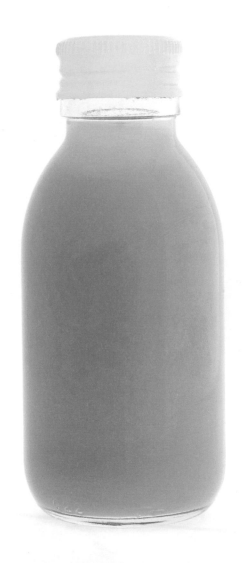 加速新陳代謝　I 提升免疫力　ES 補血

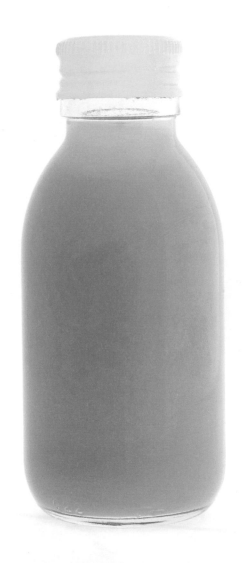

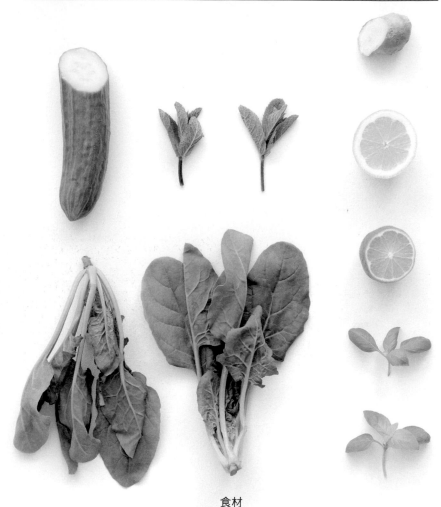

夏日清涼飲
鹹、能解渴

食材

羅勒 2 小株 • 薄荷 2 小株

菠菜 2 株 • 大黃瓜半條

黃檸檬半顆 • 綠檸檬半顆 • 生薑 25 公克

———————

把全部的食材放入榨汁機中榨汁。

若覺得太酸可添加一顆紅蘋果。

味道鮮美，富含維他命 A 與 K。

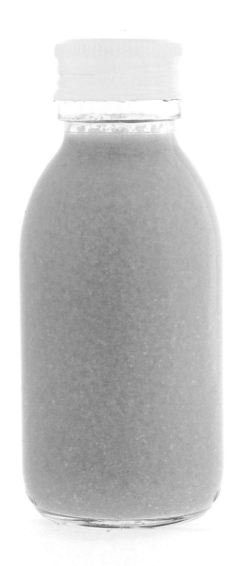

A 鹼化體質　I 提升免疫力　BP 美膚

青椒風味飲

嗆辣、鹹

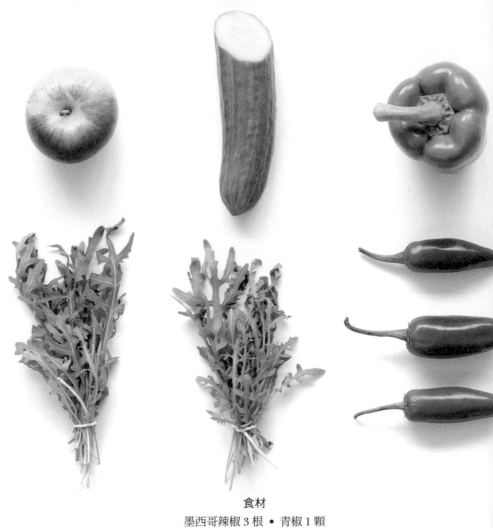

食材

墨西哥辣椒 3 根 • 青椒 1 顆

大黃瓜半根 • 芝麻菜 2 把

紅蘋果 1 顆

把全部的食材放入榨汁機中榨汁。

不僅富含鈣、鐵與維他命 C，
還充滿著各種能活化免疫系統的營養成分。

BM 加速新陳代謝 **AI** 抗發炎 **ES** 補血

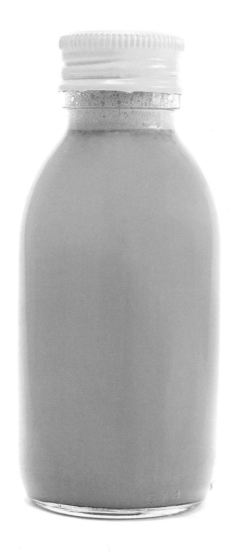

甜菜根美顏飲

微甜

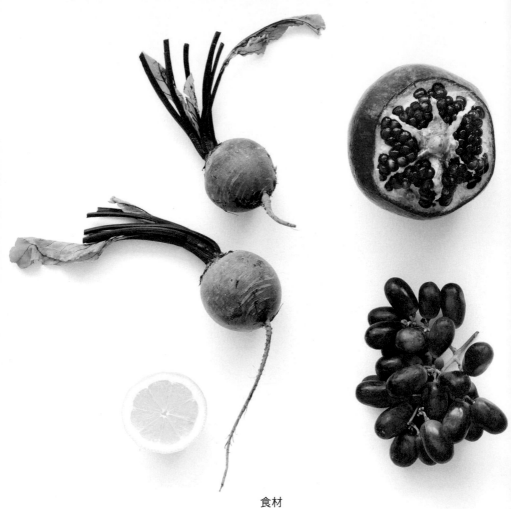

食材

甜菜根 2 顆 • 紅石榴 1 顆

紅葡萄 1 小串 • 黃檸檬汁少許

挖取紅石榴果籽放入榨汁機中榨汁。再將其他食材放入榨汁機中榨汁。

將紅石榴汁與蔬果汁攪拌後再喝。

可提供一半的維他命 C 每日建議攝取量。

EG 去脂　**D** 排毒　**PP** 淨膚

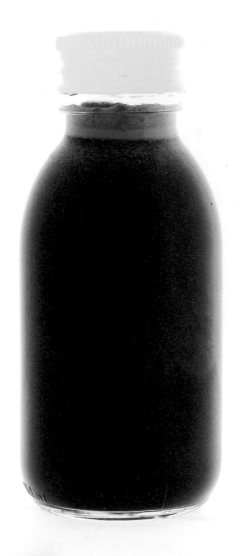

療癒飲
鹹

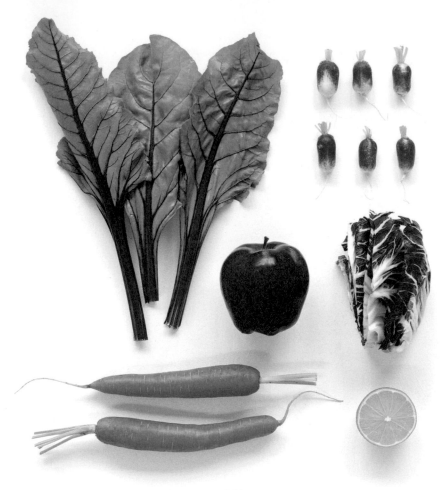

食材
紫菊苣 ¼ 顆 • 櫻桃蘿蔔 6 顆
紅蘋果 1 顆 • 甜菜 1 小把
綠檸檬半顆 • 紅蘿蔔 2 根

把全部的食材放入榨汁機中榨汁。

滿是維他命 B2 與 B6 的清爽飲品，對大腦與皮膚棒透了。

I 提升免疫力　AO 抗氧化　A 鹼化體質

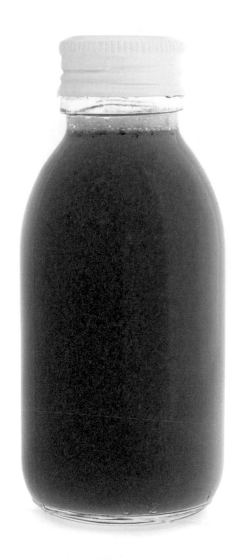

勁能活力飲

土味

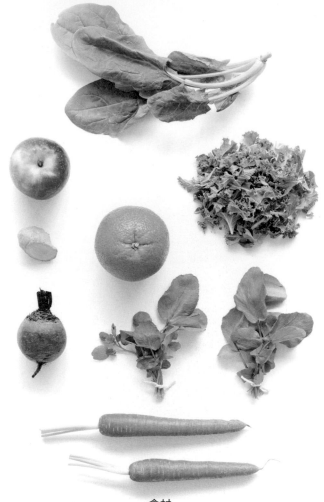

食材

羽衣甘藍 1 把 • 豆瓣菜（水應菜）2 把 • 甜菜根 1 顆

生薑 25 公克 • 紅蘿蔔 2 小根 • 菠菜 1 株

紅蘋果 1 顆 • 柳橙 1 顆

把全部的食材放入榨汁機中榨汁。

蘊藏滿滿的維他命與礦物質，尤其富含葉酸。

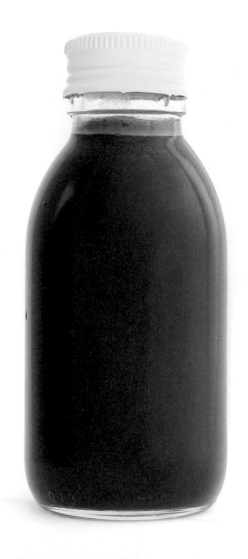

RMO 強化肌肉與骨骼　P 進行體內環保　I 提升免疫力

41

球芽甘藍飲

微甜

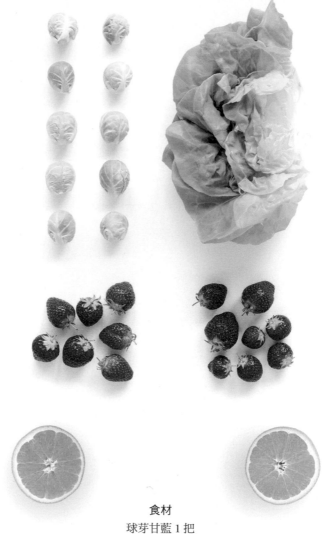

食材

球芽甘藍 1 把

草莓 2 把 • 結球萵苣（美生菜）半顆 • 柳橙 1 顆

把全部的食材放入榨汁機中榨汁。

42

不僅維他命 C 含量極高，還能讓你產生飽足感。

FD 助消化　AI 抗發炎　P 進行體內環保

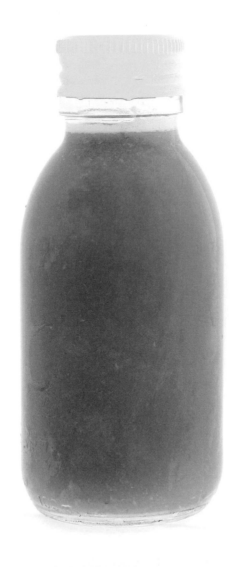

健腦飲
微甜

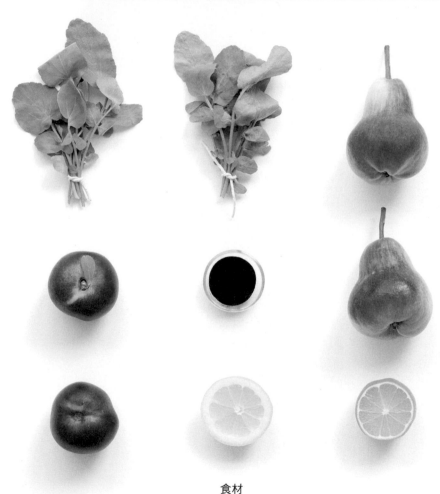

食材

豆瓣菜（水應菜）2 把 • 綠檸檬半顆 • 黃檸檬半顆 • 西洋梨 2 顆
油桃 2 顆 • 螺旋藻粉 1 茶匙

除螺旋藻粉之外，把其餘全部食材放入榨汁機中榨汁。
將螺旋藻粉放入玻璃杯中，然後緩緩倒入蔬果汁，邊倒邊攪拌以便能充分溶解。
螺旋藻粉可於大多數有機食品商店或網路購得。

富含著維持人體神經與組織良好運作的重要維他命：B12，
是強健腦力的極品。

BM 加速新陳代謝　A 鹼化體質　AO 抗氧化

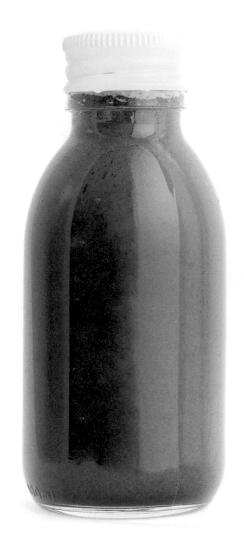

大力水手卜派飲

微甜

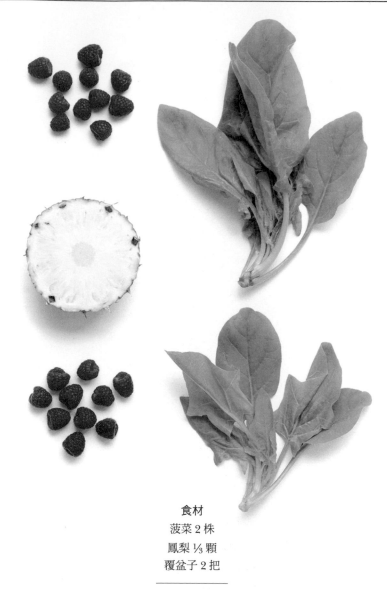

食材
菠菜 2 株
鳳梨 ⅓ 顆
覆盆子 2 把

把全部的食材放入榨汁機中榨汁。

46

擁有滿滿的礦物質與維他命，
可讓身體的鐵質含量一飛沖天！

BM 加速新陳代謝 **BP** 美膚 **FD** 助消化

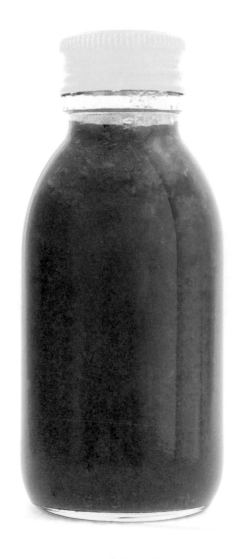

燃脂飲

鹹

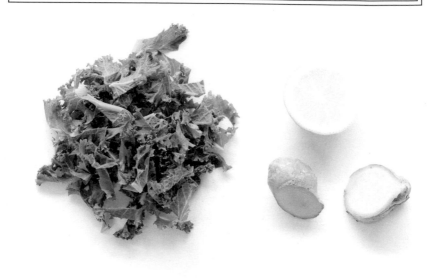

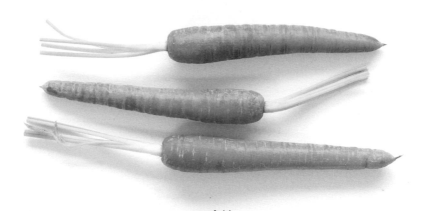

食材

紅蘿蔔 3 根

羽衣甘藍 1 把

黃檸檬半顆 • 生薑 50 公克

把全部的食材放入榨汁機中榨汁。

富含纖維與刺激成份，有助血液循環，
並能有效抵禦疾病感染。

BM 加速新陳代謝　**RMO** 強化肌肉與骨骼　**I** 提升免疫力

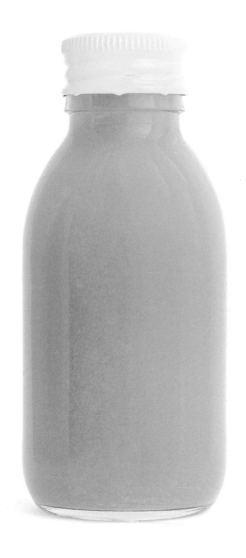

促進消化飲

土味

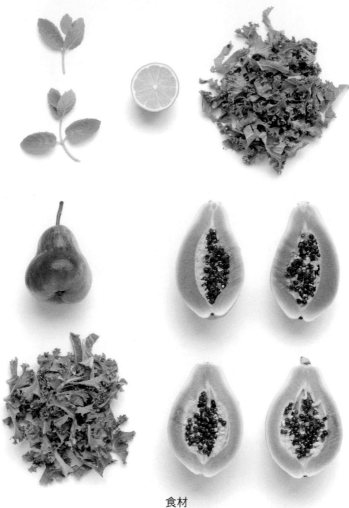

食材

木瓜 2 顆 ● 羽衣甘藍 2 把

西洋梨 1 顆 ● 薄荷 2 小株

綠檸檬 1 顆

把全部的食材放入榨汁機中榨汁。

蘊含滿滿的維他命 C，具有放鬆身體的功效。

ES 補血　FD 助消化　AI 抗發炎

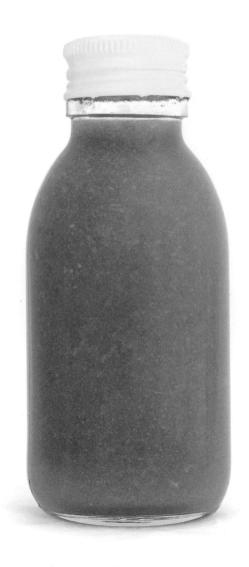

茴香番茄飲

鹹

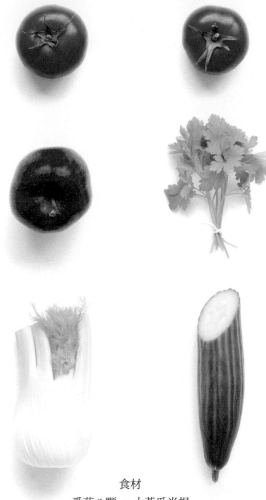

食材

番茄 2 顆 • 大黃瓜半根

茴香球莖 1 顆 • 紅蘋果 1 顆

香芹 1 小束

把全部的食材放入榨汁機中榨汁。

含有滿滿有益心臟健康的茄紅素。

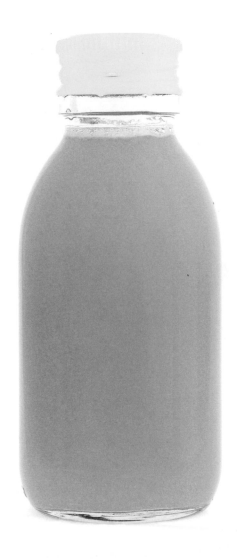

BP 美膚　D 排毒　I 提升免疫力

莓果精力飲

甜

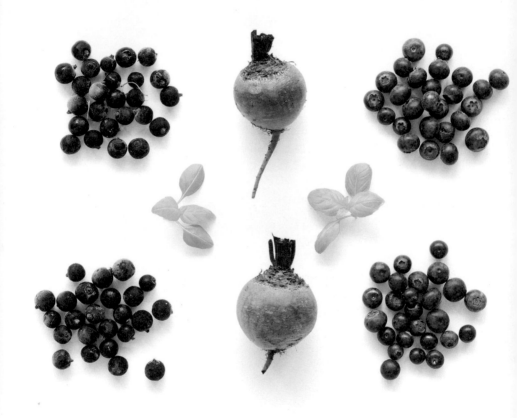

食材

藍莓 2 把 ● 黑醋栗 2 把

羅勒 2 小株 ● 甜菜根 2 顆

把全部的食材放入榨汁機中榨汁。

這道滿載著抗氧化物的蔬果汁，
是滋養血液的絕佳飲品。

ES 補血　**AI** 抗發炎　**FD** 助消化

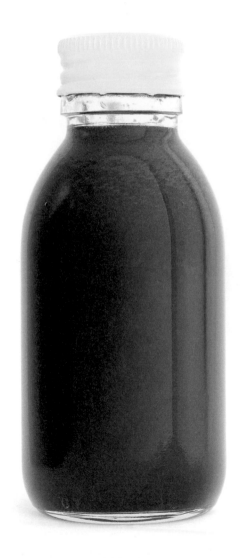

覆盆子薄荷飲

甜

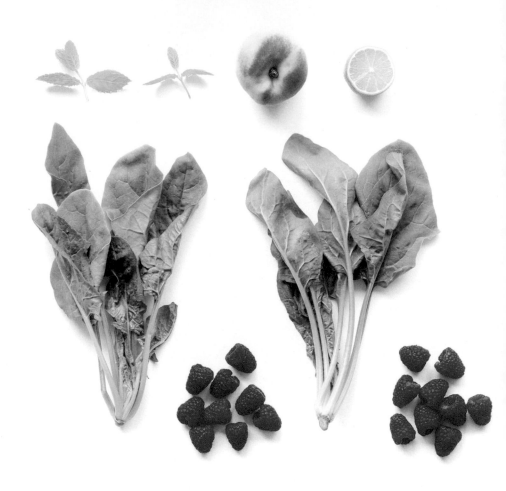

食材

覆盆子2把 • 綠檸檬半顆

薄荷2小株

甜桃1顆 • 菠菜2株

把全部的食材放入榨汁機中榨汁。

擁有豐富的維他命 C 與抗氧化物，
有助於維護良好的全身健康。

(SO) 活化身體機能　(P) 進行體內環保　(FD) 助消化

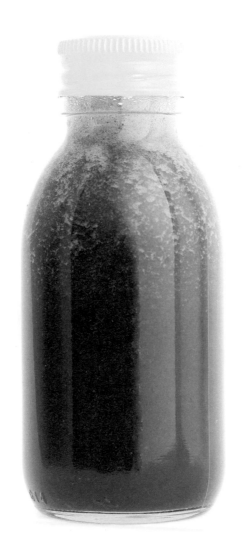

草莓飲

略甜

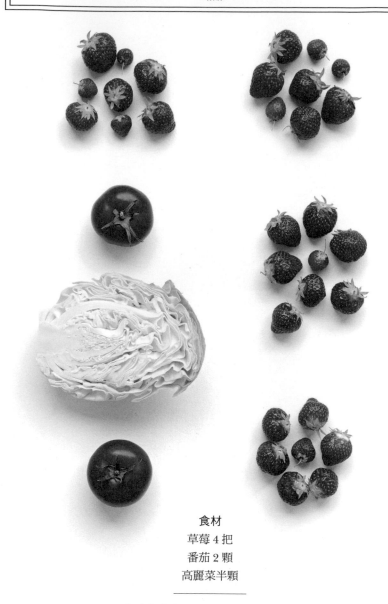

食材

草莓 4 把

番茄 2 顆

高麗菜半顆

把全部的食材放入榨汁機中榨汁。

這道蔬果汁不僅是超棒的維他命 C 來源，
更有助於活化心血管系統。

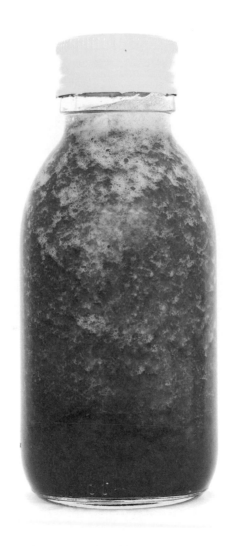 去脂 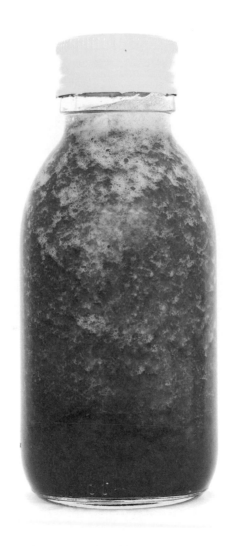 補血 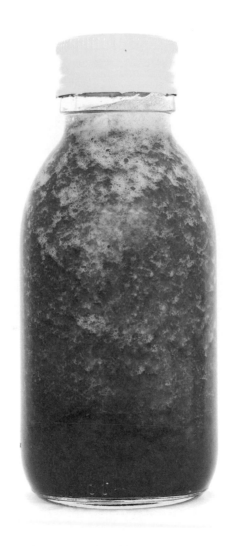 提升免疫力

排毒飲

略甜

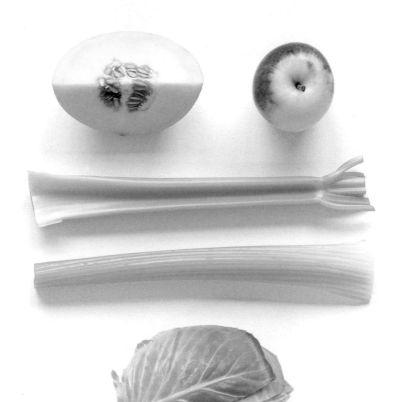

食材

高麗菜 ¼ 顆 ● 紅蘋果 1 顆

西芹 2 根

加利亞甜瓜 ¼ 顆

把全部的食材放入榨汁機中榨汁。

高含量的維他命 C 與 K，是清肝的優質飲品。

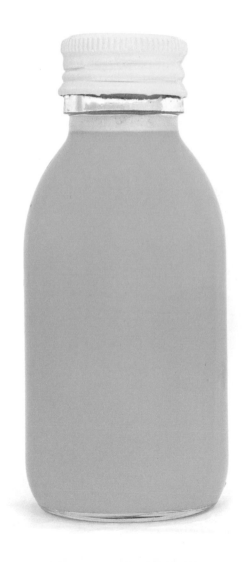 美膚 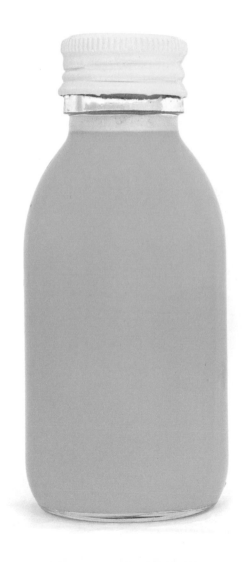 強化肌肉與骨骼 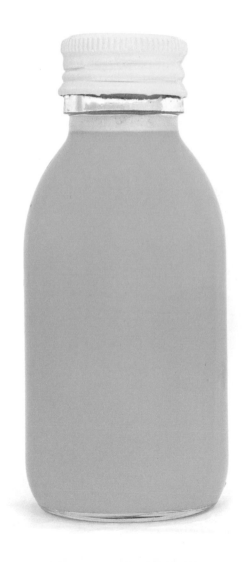 活化身體機能

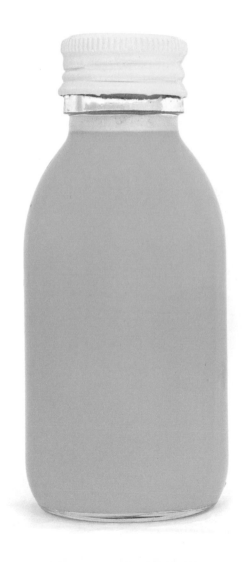

紅蘿蔔飲
略甜

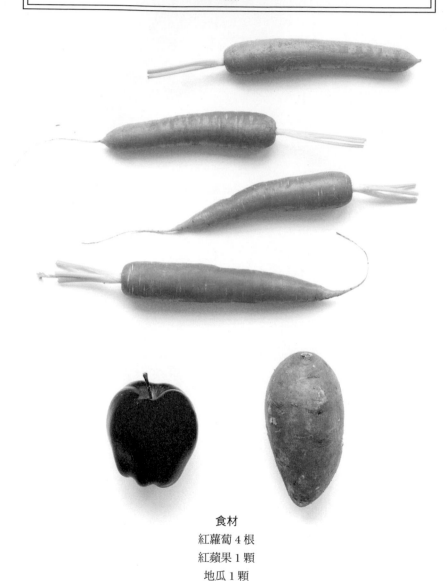

食材
紅蘿蔔 4 根
紅蘋果 1 顆
地瓜 1 顆

把全部的食材放入榨汁機中榨汁。

蘊含豐富 β 胡蘿蔔素與維他命 A，
讓你的內臟與皮膚彷如注入一針振奮劑。

Ⓘ 提升免疫力　sc 活化大腦　BP 美膚

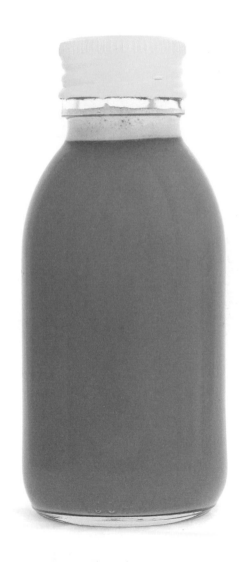

體內環保飲

鹹

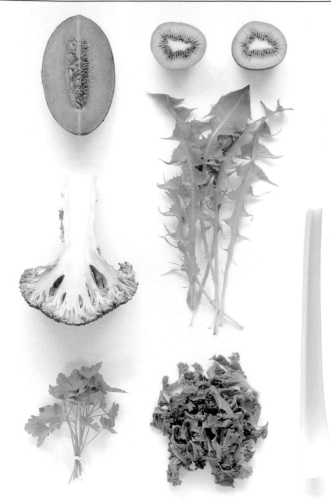

食材

西芹 1 根 • 香芹 1 小把

羽衣甘藍 1 把 • 綠花椰菜半小顆

蒲公英草 1 小把 • 香瓜 ¼ 顆 • 奇異果 1 顆

把全部的食材放入榨汁機中榨汁。

富含鉀與鈣，是超優質的健康飲品配方。

BP 美膚　FD 助消化　SO 活化身體機能

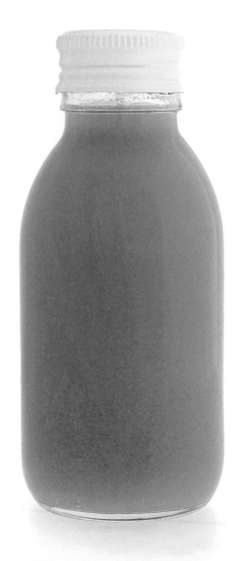

茴香飲

土味

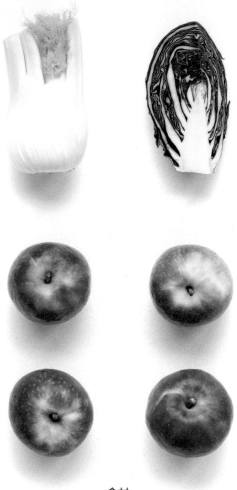

食材

茴香球莖 1 顆

紫甘藍 ¼ 顆

紅蘋果 4 顆

把全部的食材放入榨汁機中榨汁。

蘊含滿滿維他命 C，可減輕發炎問題。

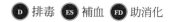 排毒 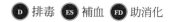 補血 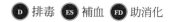 助消化

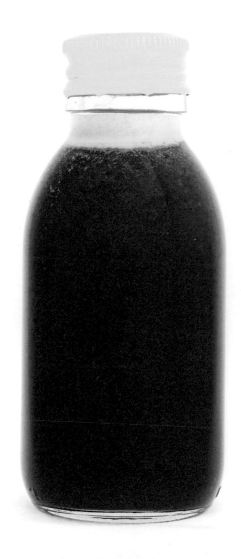

幻紫薑汁飲

甜

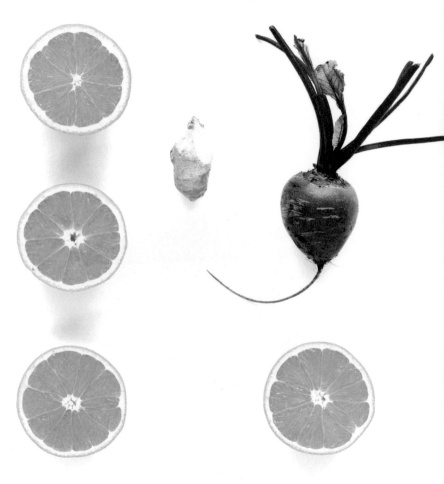

食材

甜菜根 1 顆

柳橙 2 顆

生薑 25 公克

把全部的食材放入榨汁機中榨汁。

運動前最適合喝這一杯了，有助於為血液細胞充氧。

BM 加速新陳代謝 **SO** 活化身體機能 **ES** 補血

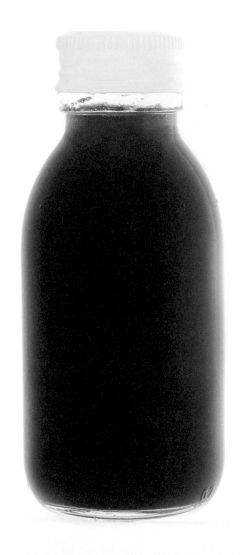

綠拿鐵

調製綠拿鐵真的不難。你可以一次備妥大量，放入冰箱冷藏數天。依照本書的食材配方，加上 100 c.c. 的水，多數約可打出 500 c.c. 綠拿鐵。你也可以酌量加水，以調出個人喜好的綠拿鐵濃稠度。若食材需要用到黃檸檬、柳橙或綠檸檬，請先去皮，再整顆放入食物調理機中攪打。有時為了讓綠拿鐵更為多汁順口，會建議先榨取橙檸汁液，再將橙檸汁加入機中攪打。

草莓歡樂綠拿鐵

甜

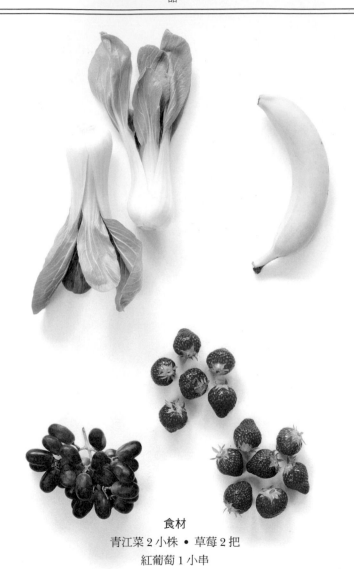

食材
青江菜 2 小株 ● 草莓 2 把
紅葡萄 1 小串
香蕉 1 根

把食材放入食物調理機中攪打，必要時加點水，調出個人喜好的濃稠度。

擁有滿滿的維他命 K，
對骨骼健康非常有益，還能減少發炎。

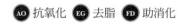 抗氧化　去脂　助消化

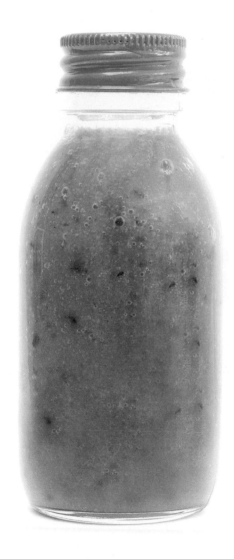

莓果菠菜綠拿鐵
甜

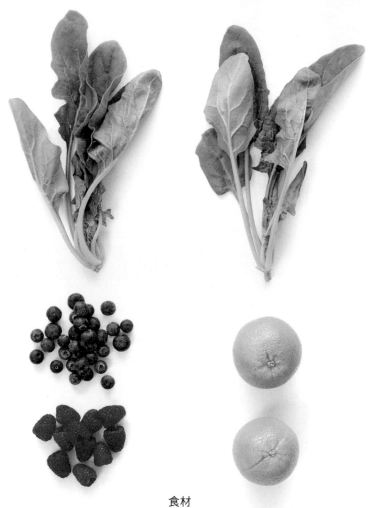

食材

菠菜 2 把

覆盆子 1 把 • 藍莓 1 把

柳橙 2 顆

把食材放入食物調理機中攪打，必要時加點水，調出個人喜好的濃稠度。

富含多種維他命與鐵質，有助於抵禦尿道感染。

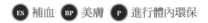 補血 美膚 進行體內環保

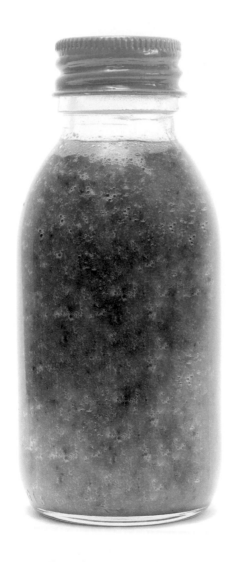

香蕉清爽綠拿鐵

微甜

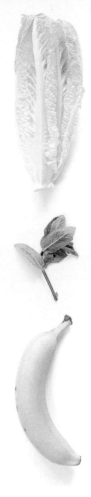

食材

蘿蔓萵苣 1 株

香蕉 1 根

薄荷葉 1 小把

把食材放入食物調理機中攪打，必要時加點水，調出個人喜好的濃稠度。

這杯綠拿鐵是鉀、維他命 C 與 B6 的優質來源，
有助你感受平靜。

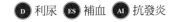 利尿 補血 抗發炎

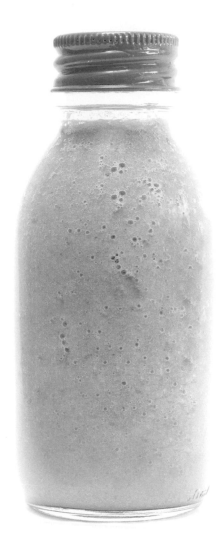

熱帶風味高麗菜綠拿鐵

甜

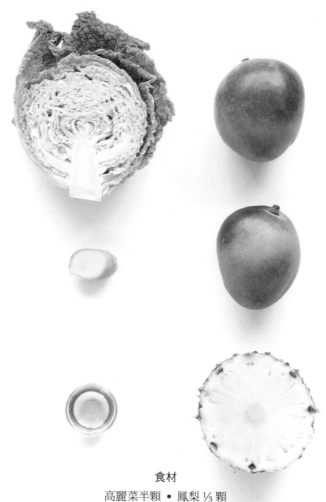

食材

高麗菜半顆 • 鳳梨 ⅓ 顆

芒果 2 顆 • 生薑 25 公克

蜂蜜 1 茶匙

除了蜂蜜之外，把所有食材放入食物調理機中攪打，必要時加點水，
調出個人喜好的濃稠度。飲用前再添加蜂蜜。

78

滿載維他命 C 與 K 的綠拿鐵，有助消化喔！

BM 加速新陳代謝　FD 助消化　BP 美膚

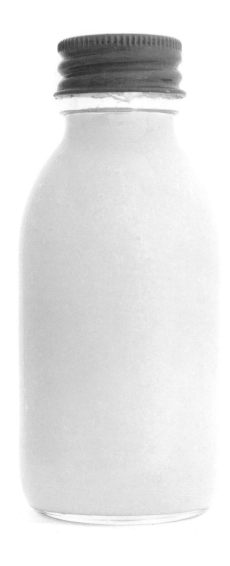

椰香羽衣甘藍綠拿鐵

甜

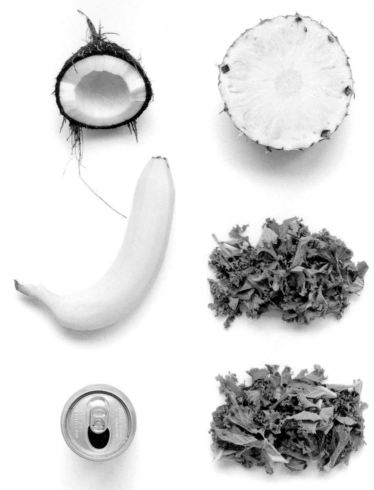

食材

羽衣甘藍 2 株 • 香蕉 1 根 • 鳳梨 ⅓ 顆
椰仁絲 2 湯匙
椰子汁半罐 （約 250 c.c.）

把食材放入食物調理機中攪打，必要時加點水，調出個人喜好的濃稠度。

富含維他命 A 、C、K，是份優質的抗菌飲品。

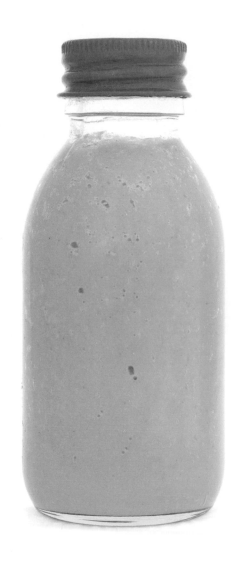 提升免疫力 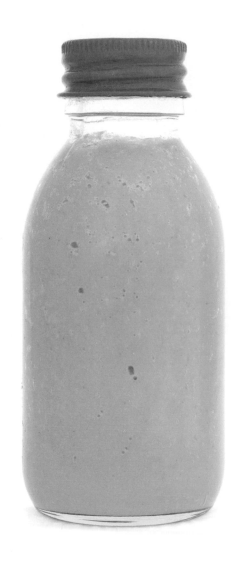 去脂 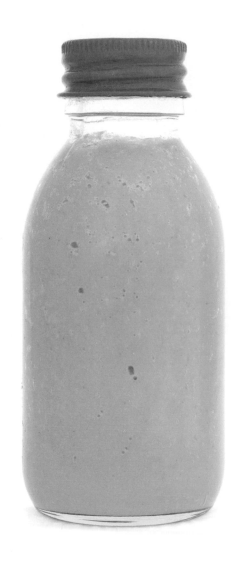 強化肌肉與骨骼

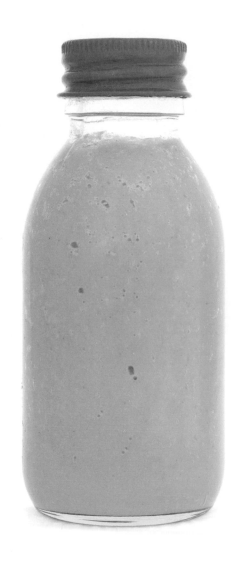

青江西梨綠拿鐵

微甜

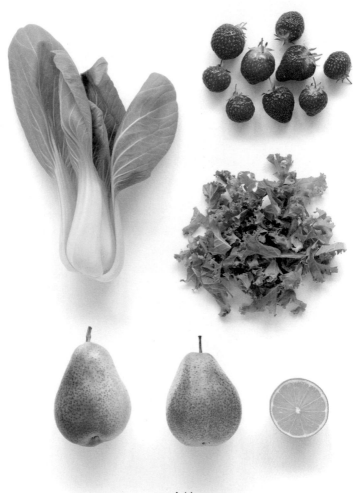

食材
羽衣甘藍 1 把 • 青江菜 1 株
西洋梨 2 顆 • 草莓 1 把
綠檸檬汁少許

把食材放入食物調理機中攪打，必要時加點水，調出個人喜好的濃稠度。

抗氧化成分高，明目效果絕佳。

FD 助消化　**I** 提升免疫力　**ES** 補血

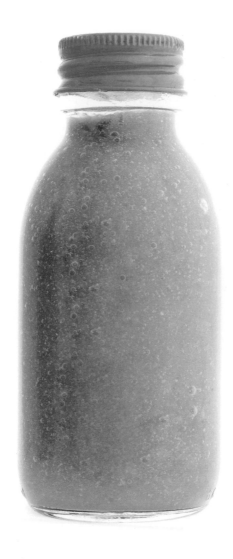

一路暢通高纖綠拿鐵

微甜

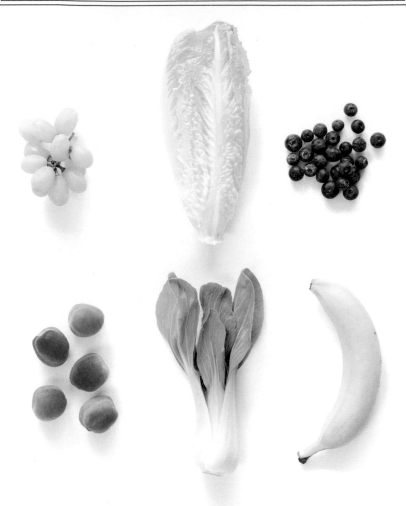

食材

蘿蔓萵苣 1 棵 • 青江菜 1 株

杏桃 5 顆 • 藍莓 1 把

香蕉 1 根 • 白葡萄 1 小串

把食材放入食物調理機中攪打，必要時加點水，調出個人喜好的濃稠度。

滿滿的維他命 C 與 K，
對消化系統而言，是道非常棒的綠拿鐵。

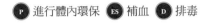 進行體內環保 補血 排毒

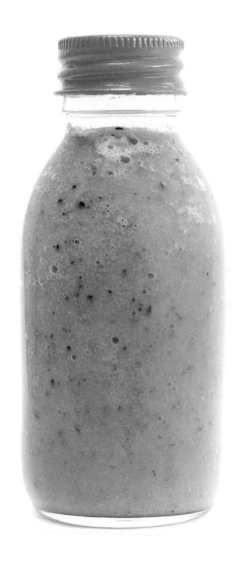

鹼化體質綠拿鐵

微甜

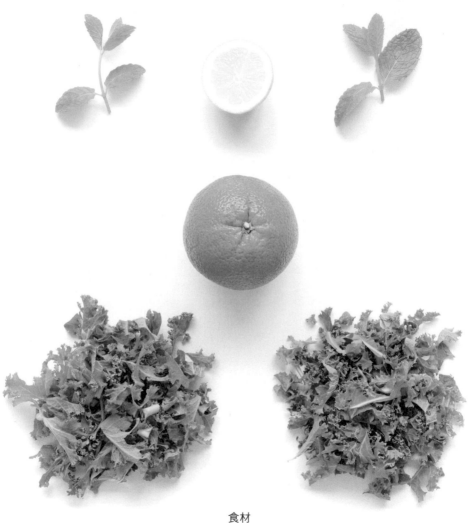

食材
羽衣甘藍 2 把 ● 薄荷 2 小株
柳橙 1 顆 ● 黃檸檬半顆

把食材放入食物調理機中攪打，必要時加點水，調出個人喜好的濃稠度。

這杯富含維他命 A、C、K 的綠拿鐵，
以緩和焦慮的功效聞名。

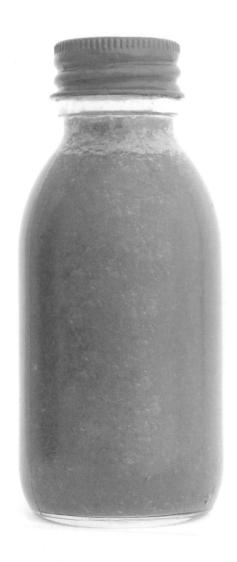 抗發炎　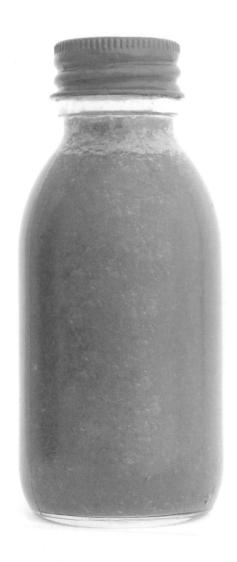 補血　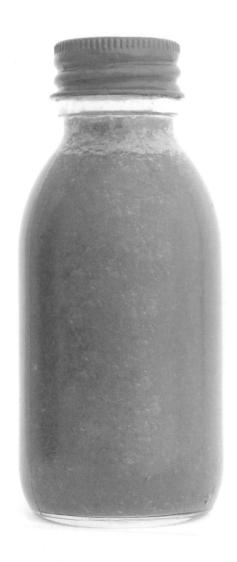 利尿

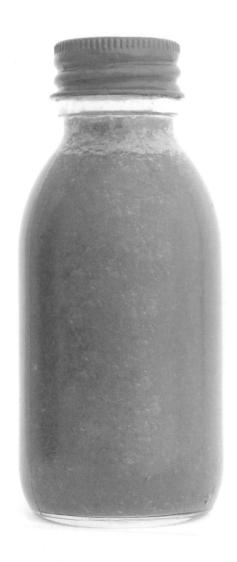

藍莓羽衣甘藍綠拿鐵

微甜

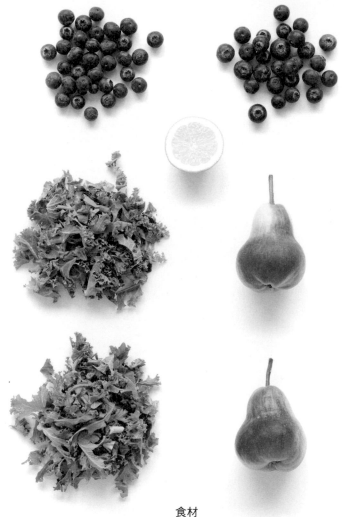

食材

羽衣甘藍 2 把 • 藍莓 2 把

西洋梨 2 顆 • 現榨黃檸檬汁半顆量

把食材放入食物調理機中攪打，必要時加點水，調出個人喜好的濃稠度。

蘊含豐富的維他命 A、C、K，可滋養血液。

AI 抗發炎　**RMC** 強化肌肉與骨骼　**FD** 助消化

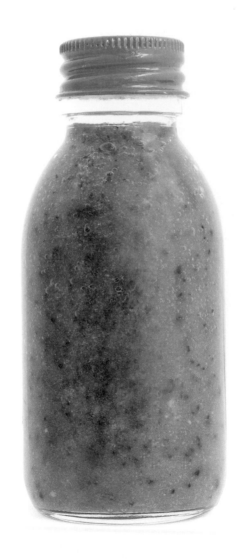

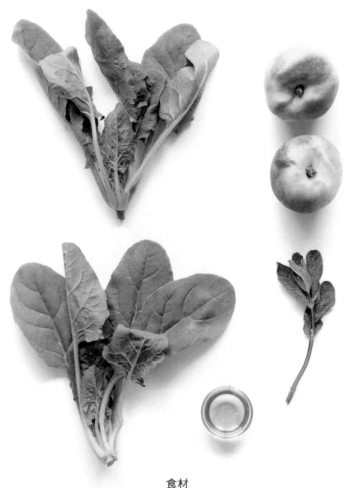

食材
菠菜 2 株 • 甜桃 2 顆
薄荷葉 1 小株至半把的量
蜂蜜 1 湯匙

除了蜂蜜之外,把所有食材放入食物調理機中攪打,必要時加點水,
調出個人喜好的濃稠度。飲用前再添加蜂蜜。

甜桃有助產生飽足感，
並為身體注入滿滿的維他命 A、C 與鉀。

SO 活化身體機能 **ES** 補血 **RMO** 強化肌肉與骨骼

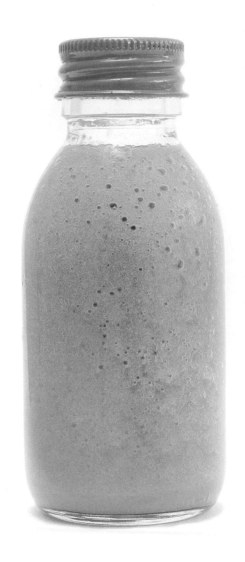

酪梨綠拿鐵

微鹹

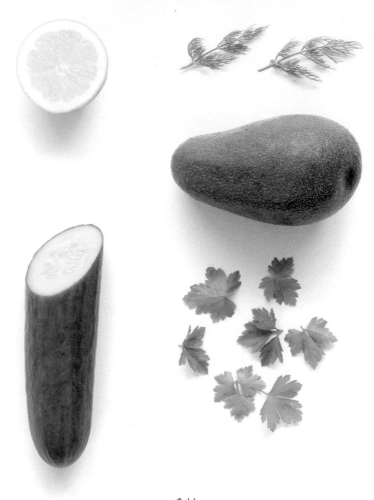

食材

酪梨 1 顆

香芹葉 1 小把

大黃瓜半根 • 時蘿 2 小株 • 現榨黃檸檬汁半顆量

把食材放入食物調理機中攪打，必要時加點水，調出個人喜好的濃稠度。

富含葉綠素，是淨化維生器官的理想飲品。

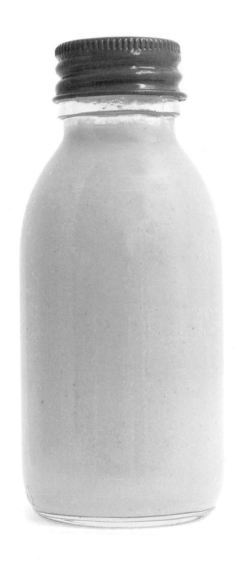

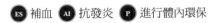 補血　抗發炎　進行體內環保

番茄羅勒綠拿鐵

鹹

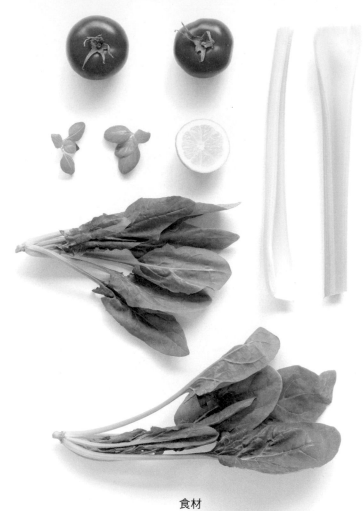

食材

番茄2顆 • 羅勒2小株

西芹2根 • 菠菜2株

黃檸檬汁少許

把食材放入食物調理機中攪打，必要時加點水，調出個人喜好的濃稠度。

番茄滿載著抗氧化物，享有降低罹癌風險的美名。

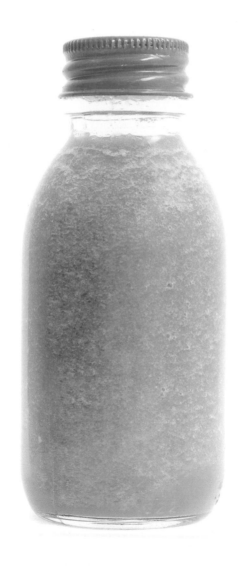

BP 美膚　P 進行體內環保　SO 活化身體機能

香香綠拿鐵

鹹

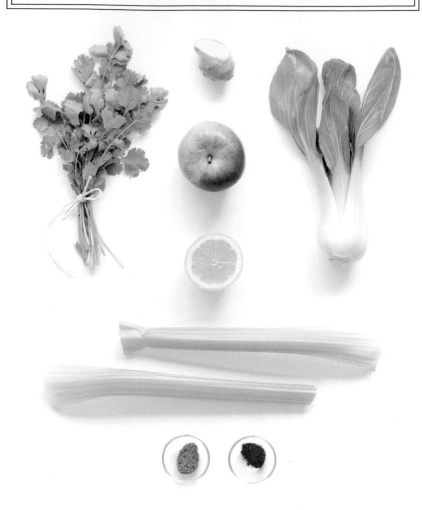

食材

芫荽（香菜）葉 1 把 • 青江菜 1 株 • 紅蘋果 1 顆
西芹 2 根 • 生薑 25 公克 • 薑黃粉 1 小撮
卡宴紅椒粉 1 小撮 • 黃檸檬汁少許

把食材放入食物調理機中攪打，必要時加點水，調出個人喜好的濃稠度。

擁有高含量的鐵質，是抵禦消化疾病的理想飲品。

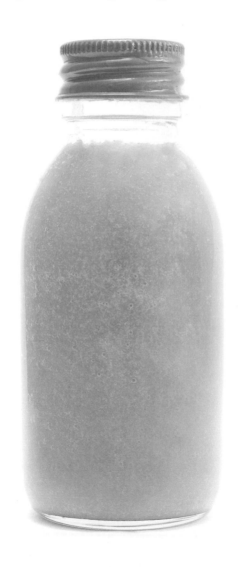

BM 加速新陳代謝　ES 補血　I 提升免疫力

勁辣橙汁綠拿鐵

鹹、辣

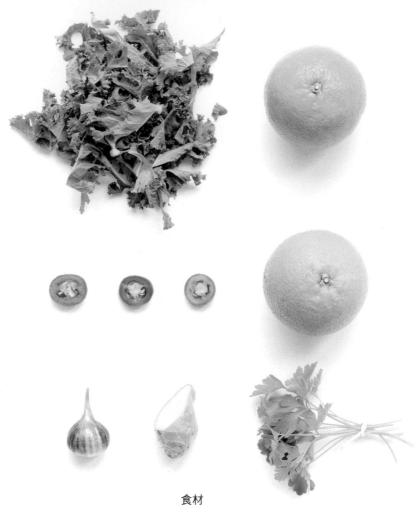

食材

醃製墨西哥辣椒 3 小段

芫荽（香菜）葉 1 小把 • 羽衣甘藍 1 小把

生薑 25 公克 • 大蒜 1 瓣 • 柳橙 2 顆

把食材放入食物調理機中攪打，必要時加點水，調出個人喜好的濃稠度。

富含維他命 A、C、K，具有絕佳的療癒功效。

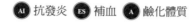 抗發炎 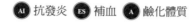 補血 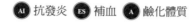 鹼化體質

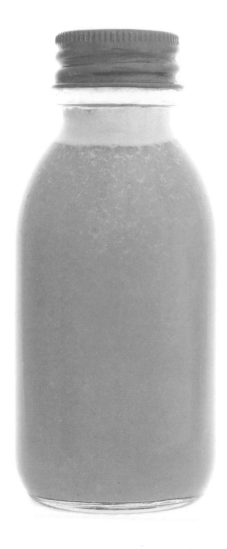

茴香風味輕綠拿鐵

鹹

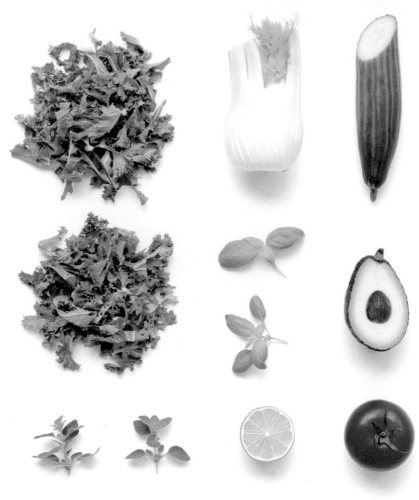

食材

茴香球莖 1 顆 • 奧勒岡葉（牛至）2 小株 • 羅勒 2 小株
羽衣甘藍 2 小把 • 大黃瓜半根
番茄 1 顆 • 酪梨半顆 • 綠檸檬汁少許

把食材放入食物調理機中攪打，必要時加點水，調出個人喜好的濃稠度。

常飲用這道富含維他命 C 與纖維的綠拿鐵來保養你的肌膚吧！

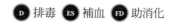

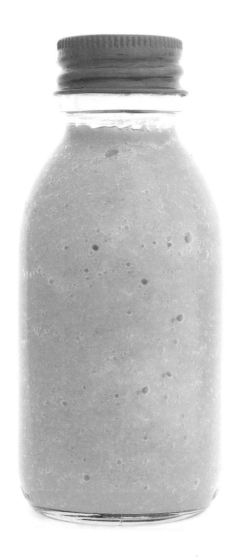

啟動活力綠拿鐵

鹹

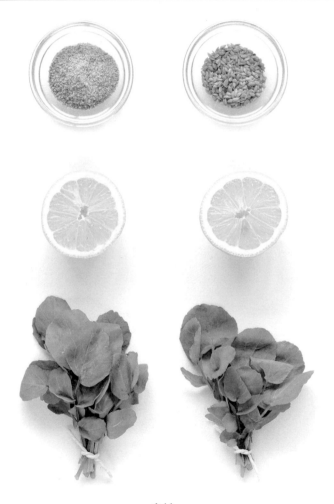

食材

豆瓣菜（水應菜）2 把 • 小麥胚芽 1 湯匙

亞麻籽 1 湯匙 • 現榨黃檸檬汁 1 顆量

把食材放入食物調理機中攪打，必要時加點水，調出個人喜好的濃稠度。

若想略帶甜韻，加點蜂蜜吧。

可加速身體機能運作，喚醒你全身所有的細胞，
富含維他命 A、K 與鈣質。

(SO) 活化身體機能 (ES) 補血 (EG) 去脂

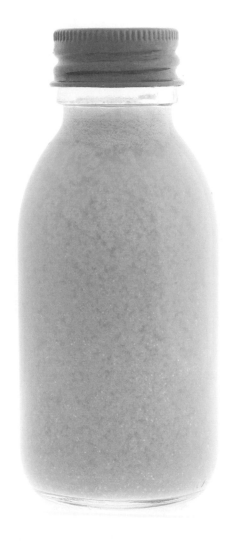

馥郁果香綠拿鐵

微甜

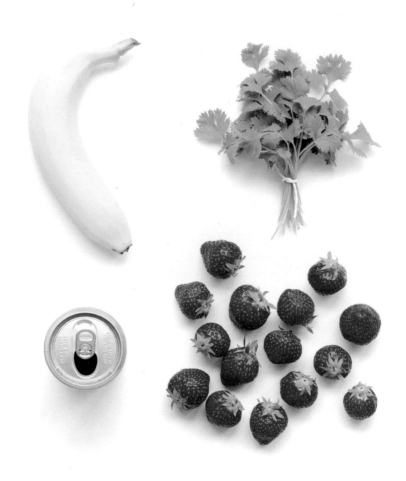

食材

芫荽（香菜）葉 1 大把 • 草莓 2 把

椰子汁半罐（約 250 c.c.）• 香蕉 1 根

把食材放入食物調理機中攪打，必要時加點水，調出個人喜好的濃稠度。

滿滿纖維的綠拿鐵，有助於降低膽固醇。

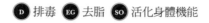 排毒 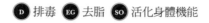 去脂 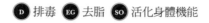 活化身體機能

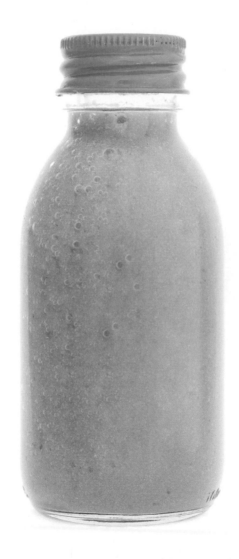

無花果香草風味綠拿鐵

微甜

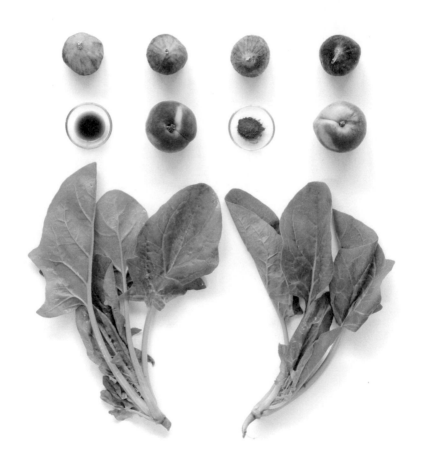

食材

無花果 4 小顆或 2 大顆 • 菠菜 2 株

甜桃 2 顆 • 肉桂粉 1 小撮

香草精 2 滴

把食材放入食物調理機中攪打，必要時加點水，調出個人喜好的濃稠度。

纖維與鉀的絕佳來源，具有緩和情緒的特性，
對焦慮的人來說，是非常理想的飲品。

ES 補血 **RMO** 強化肌肉與骨骼 **SO** 活化身體機能

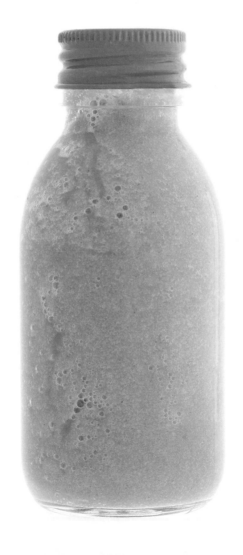

鳳梨綠拿鐵

微甜

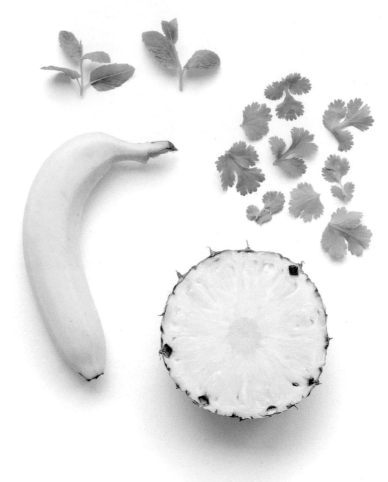

食材

鳳梨 ⅓ 顆

芫荽（香菜）葉 1 小把

香蕉 1 根 • 薄荷 2 小株

把食材放入食物調理機中攪打，必要時加點水，調出個人喜好的濃稠度。

維他命 C 的絕佳來源，可改善消化狀況。

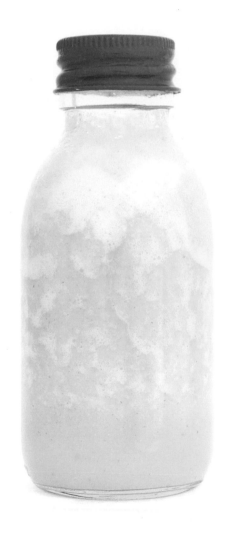 助消化 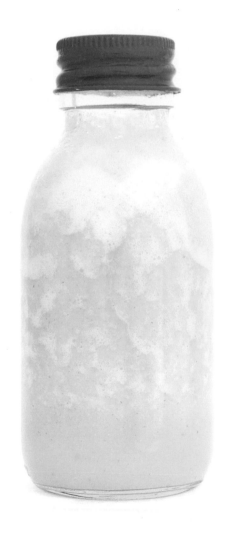 抗發炎 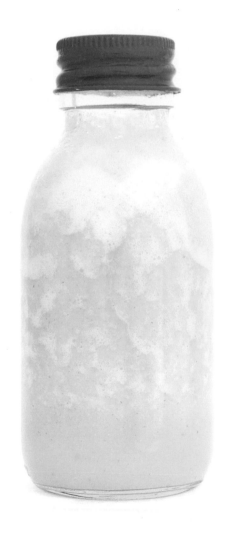 排毒

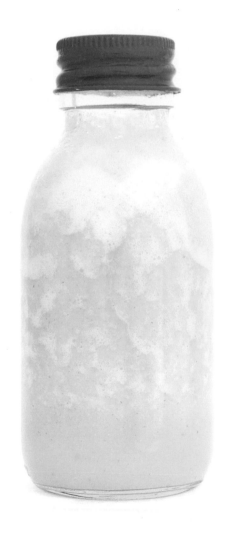

油桃檸檬綠拿鐵

酸酸甜甜

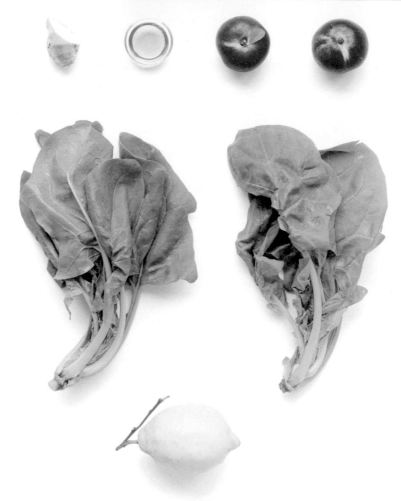

食材

菠菜 2 株 • 油桃 2 顆

生薑 25 公克 • 蜂蜜 1 湯匙

黃檸檬 1 整顆（含外皮與白皮肉）

把食材放入食物調理機中攪打，必要時加點水，調出個人喜好的濃稠度。

滿載各種維他命與鐵質，有助於預防過敏。

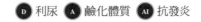 利尿　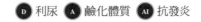 鹼化體質　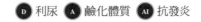 抗發炎

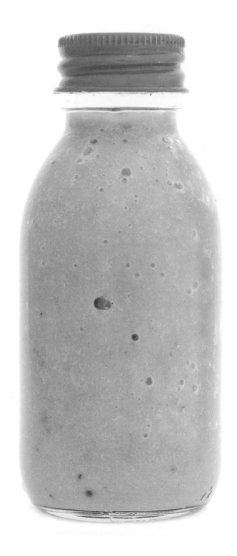

芒果綠拿鐵
微甜

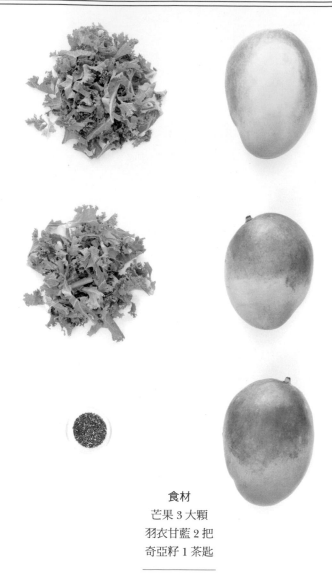

食材
芒果 3 大顆
羽衣甘藍 2 把
奇亞籽 1 茶匙

把全部的食材放入食物調理機中，因為奇亞籽會讓綠拿鐵變得濃稠，因此需依照個人喜好的濃稠度加水攪打。奇亞籽可於大多數的有機食品商店或網站上購得。

這是一杯混合了維他命 A、C、K 的特調綠拿鐵啊！

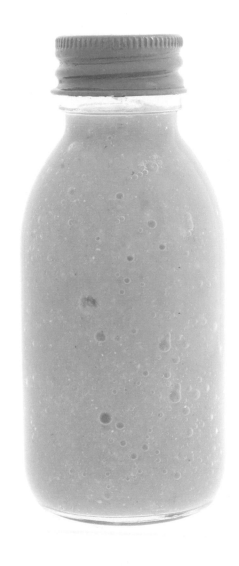

（SO）活化身體機能　（ES）補血　（A）鹼化體質

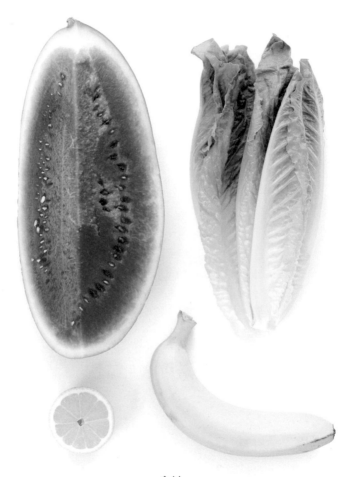

食材
去籽小西瓜 ¾ 顆或大西瓜 ¼ 顆
蘿蔓萵苣 1 株 • 香蕉 1 根
黃檸檬汁少許

除了檸檬汁之外,把食材放入食物調理機中攪打,必要時加點水,
調出個人喜好的濃稠度。加入檸檬汁,品嚐飲用。

富含番茄紅素，是淨化腎臟與膀胱的超優飲品。

AO 抗氧化 **I** 提升免疫力 **D** 利尿

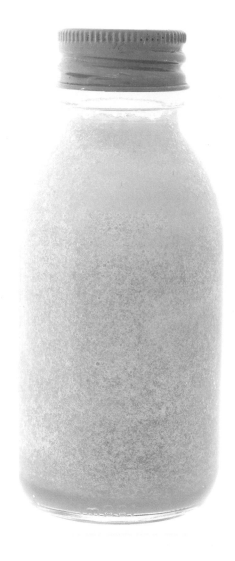

木瓜菠菜綠拿鐵

微甜

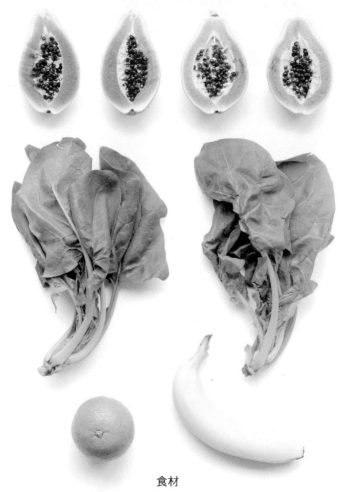

食材

柳橙 1 顆 • 菠菜 2 株

去籽熟木瓜 2 顆

香蕉 1 根

先榨取柳橙汁，然後將其餘食材放入食物調理機中攪打。
把柳橙汁加入綠拿鐵中，再依照個人喜好的濃稠度加水稀釋。

維他命 C 與鐵質的極佳來源，還有利於抵禦癌症。

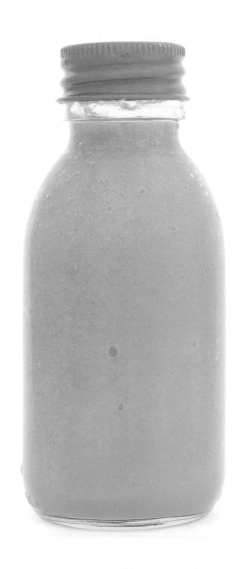

I 提升免疫力　**BP** 美膚　**P** 進行體內環保

超級哈密瓜綠拿鐵

微甜

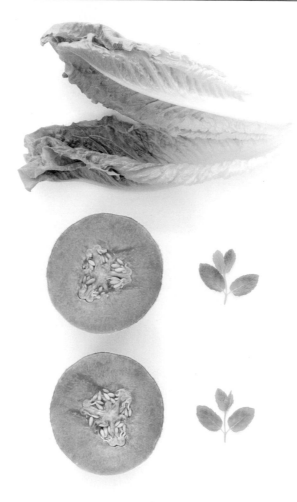

食材

蘿蔓萵苣 1 株

哈密瓜 1 顆

薄荷 2 小株

把食材放入食物調理機中攪打，必要時加點水，調出個人喜好的濃稠度。

富含維他命 A 與 K，
是超強的淨化飲品，用來掃除憂慮也非常有效。

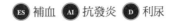 ES 補血　AI 抗發炎　D 利尿

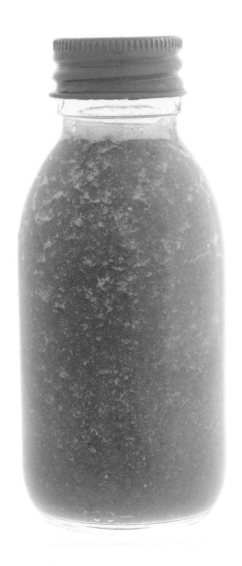

黑醋栗綠拿鐵

甜

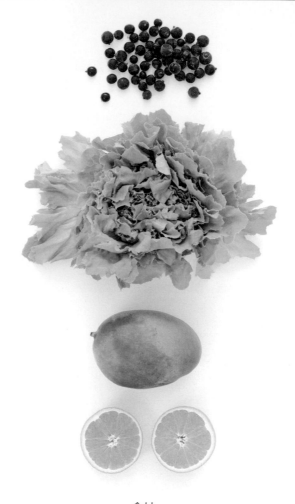

食材
黑醋栗 1 把
芒果 1 顆 • 結球萵苣（美生菜）1 顆
柳橙 1 顆

把食材放入食物調理機中攪打，必要時加點水，調出個人喜好的濃稠度。

不僅擁有滿滿的維他命 A、B6 與鉀，
還有助於抵禦尿道感染。

I 提升免疫力　SO 活化身體機能　SC 活化大腦

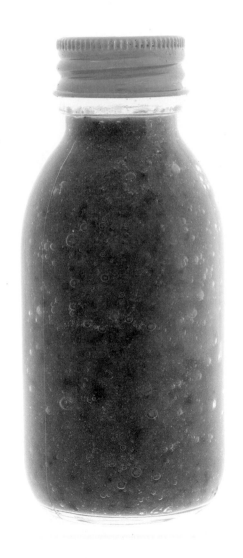

蘆薈萵苣綠拿鐵
微甜

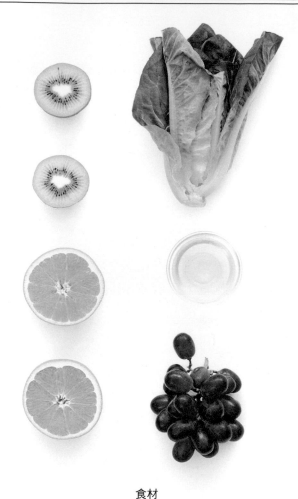

食材

蘆薈汁 1 湯匙

紅葡萄 1 小串

紅皺葉萵苣 1 株 • 奇異果 1 顆 • 柳橙 1 顆

把食材放入食物調理機中攪打，必要時加點水，調出個人喜好的濃稠度。

蘆薈汁可於大多數的有機食品商店或網站上購得。

維他命 C 含量豐富的綠拿鐵，有助於改善血液循環。

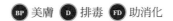 美膚 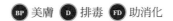 排毒 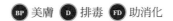 助消化

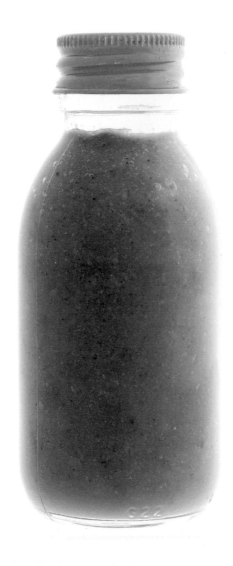

枸杞甜橘綠拿鐵

微甜

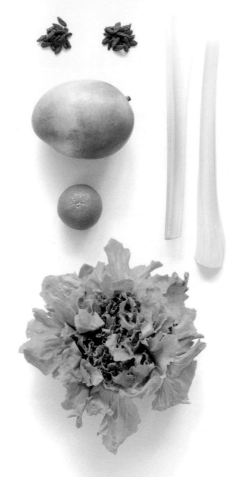

食材
乾燥枸杞 2 茶匙
芒果 1 顆 • 砂糖橘 1 顆
西芹 2 根 • 結球萵苣（美生菜）1 顆

把食材放入食物調理機中攪打，必要時加點水，調出個人喜好的濃稠度。
枸杞可於大多數的有機食品商店或網站上購得。

結合維他命 C 與 β 胡蘿蔔素的濃縮精華，
是讓肌膚美麗與減少發炎反應的聖品。

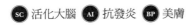 活化大腦 抗發炎 美膚

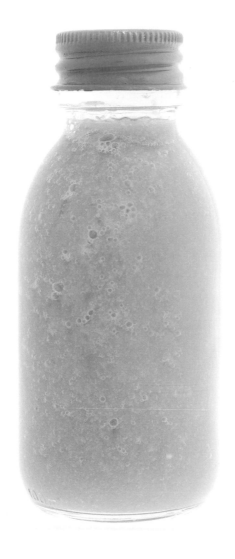

東方風韻蔬果昔

微甜

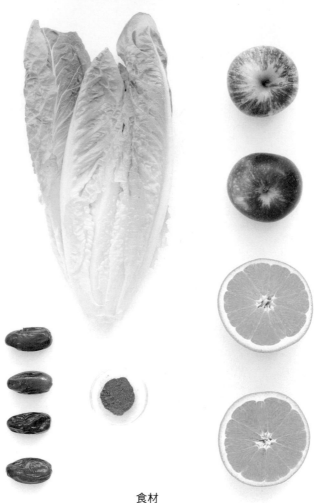

食材

蘿蔓萵苣 1 株 • 紅蘋果 2 顆

椰棗 4 顆 • 肉桂粉少許

柳橙 1 顆

把食材放入食物調理機中攪打，必要時加點水，調出個人喜好的濃稠度。

擁有滿滿的維他命 A、K、C，可降低膽固醇。

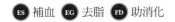 補血 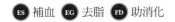 去脂 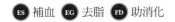 助消化

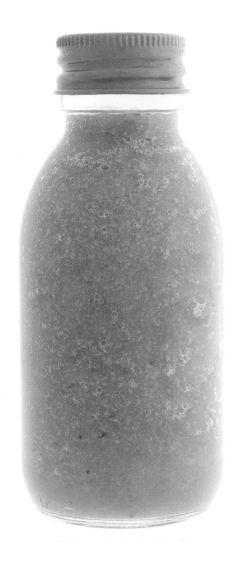

韭蔥大黃瓜綠拿鐵

鹹

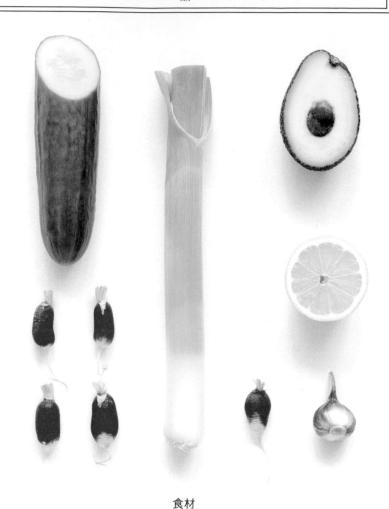

食材

韭蔥 1 根 ● 大黃瓜半根

酪梨半顆 ● 櫻桃蘿蔔 5 顆

大蒜 1 瓣 ● 黃檸檬半顆

把食材放入食物調理機中攪打，必要時加點水，調出個人喜好的濃稠度。
若想來點兒嗆辣調調，加幾片墨西哥辣椒吧。

富含番鬱金黃素（山奈酚）與葉酸，
有助於體內環保，以及減少毒素堆積。

BP 美膚　**FD** 助消化　**SO** 活化身體機能

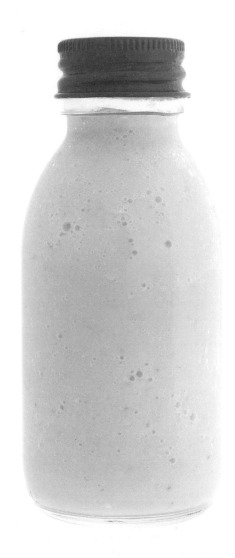

豆瓣菜綠拿鐵

微甜

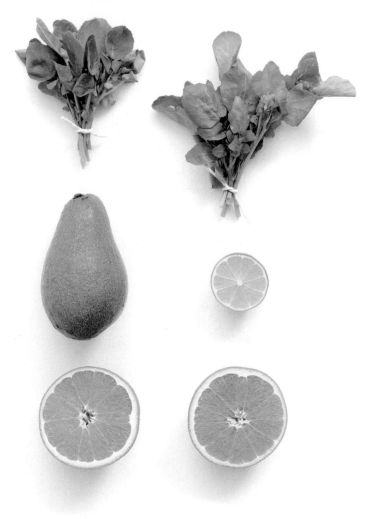

食材

豆瓣菜（水應菜）2 把 • 柳橙 1 顆

酪梨 1 顆 • 綠檸檬半顆

把食材放入食物調理機中攪打，必要時加點水，調出個人喜好的濃稠度。

具有高含量的維他命 A、C、K，
能有效減弱頭痛的初期症狀。

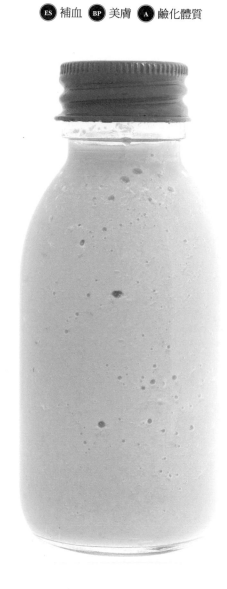

ES 補血　BP 美膚　A 鹼化體質

美顏清爽綠拿鐵

微甜

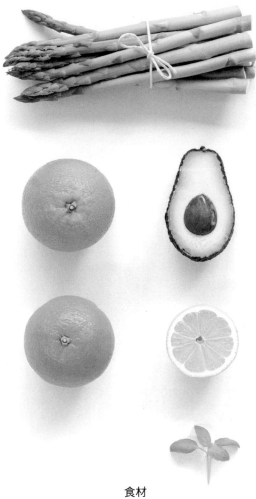

食材

酪梨半顆 • 蘆筍半把

柳橙2顆 • 羅勒1小株

黃檸檬汁少許

把食材放入食物調理機中攪打，必要時加點水，調出個人喜好的濃稠度。

蘊含著豐富的營養素與纖維，能讓你從內美到外。

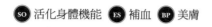 活化身體機能 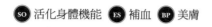 補血 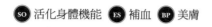 美膚

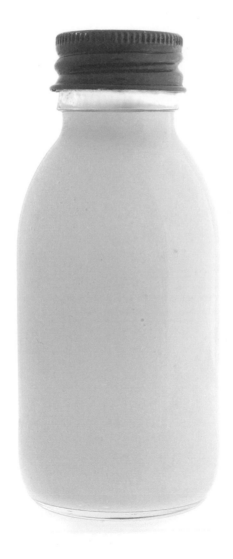

藍莓奇亞籽綠拿鐵

微甜

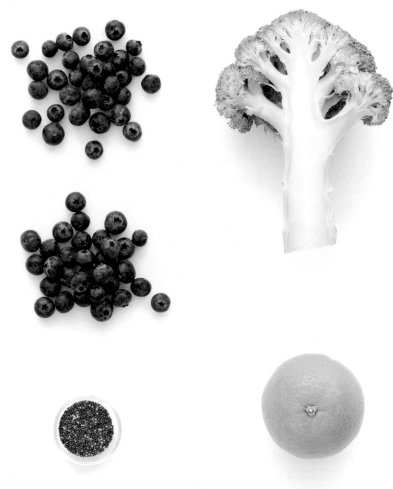

食材

藍莓 2 把 • 柳橙 1 顆

奇亞籽 1 湯匙

綠花椰菜半顆

把食材放入食物調理機中攪打，必要時加點水，調出個人喜好的濃稠度。

這杯綠拿鐵是一種天然春藥，
可助消化，利於理清思緒。

AI 抗發炎 **BP** 美膚 **BM** 加速新陳代謝

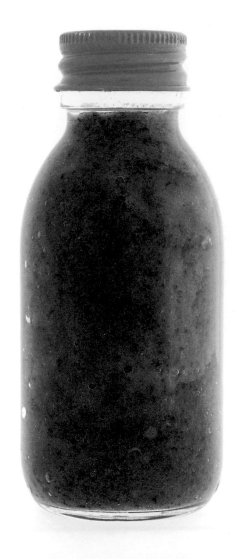

能量飲與堅果奶

本章節的配方是你覺得需要補充時可隨時
飲用的營養濃縮品，也可以加入蔬果汁或
綠拿鐵中，強化營養力。

堅果奶極為營養，加在蔬果汁與綠拿鐵中，
或是直接飲用都很好，富含維持心臟健康
的單元不飽和脂肪酸、蛋白質與多種維他
命。

某些堅果最好在放入食物調理機攪打之前
先泡水，但此步驟並非必要。所有堅果奶
的冷藏保鮮期可達三天之久。

蘆薈能量飲

微甜

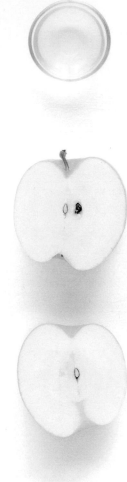

食材

蘆薈汁 1 茶匙

青蘋果 1 顆

將蘆薈汁倒入玻璃杯中，把蘋果放入榨汁機中榨汁，將蘋果汁加入杯裡。

有助降低膽固醇指數與血糖值。

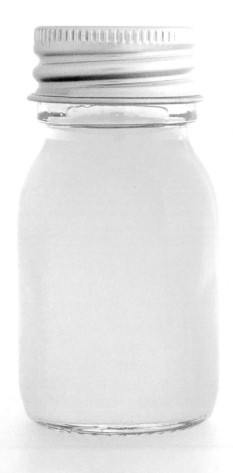

ES 補血　FD 助消化

蘋果綠能量飲

鹹

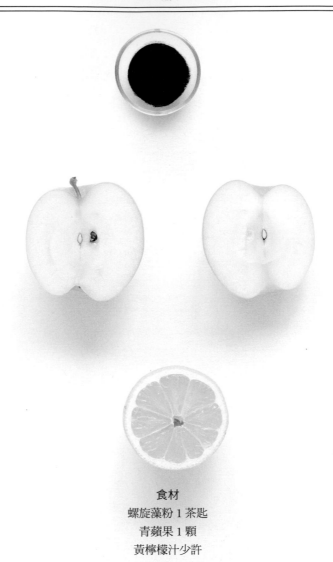

食材
螺旋藻粉 1 茶匙
青蘋果 1 顆
黃檸檬汁少許

———

將螺旋藻粉放入玻璃杯中，把蘋果放入榨汁機中榨汁，
再將蘋果汁與檸檬汁倒入杯裡，攪拌均勻。
螺旋藻粉可於大多數有機食品商店或網路上購得。

這是一杯真正富含各種維他命與礦物質的特調飲品啊！

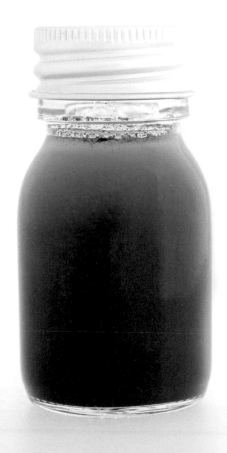

SO 活化身體機能　P 進行體內環保

感冒退散能量飲

鹹

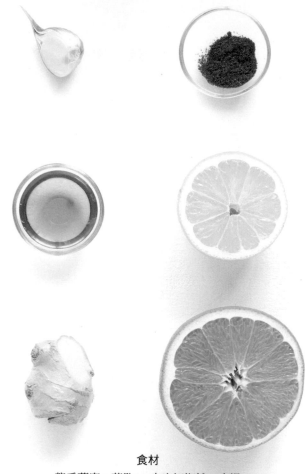

食材

龍舌蘭蜜 1 茶匙 ● 卡宴紅椒粉 1 小撮

大蒜 ¼ 瓣 ● 生薑 12 公克

柳橙半顆 ● 黃檸檬半顆

把龍舌蘭蜜倒入玻璃杯中，再加入卡宴紅椒粉。

把蒜瓣、生薑、柳橙與黃檸檬放入榨汁機中榨汁，再將蔬果汁倒入杯中。

兒童不宜飲用喔！

飲用這杯能量飲，可為你的血液循環加把勁兒，
同時有助於對抗感冒病徵。

Ⓘ 提升免疫力　ⓈⓄ 活化身體機能

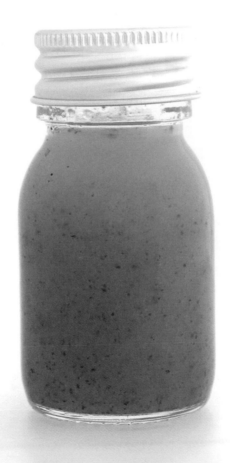

生薑能量飲
鹹

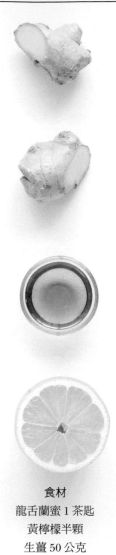

食材
龍舌蘭蜜 1 茶匙
黃檸檬半顆
生薑 50 公克

把龍舌蘭蜜倒入玻璃杯中，將檸檬與生薑放入榨汁機中榨汁，
再將生薑檸檬汁倒入杯裡，攪拌均勻。

有益呼吸系統與心臟健康。

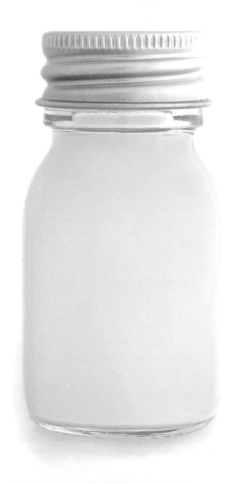 助消化 ES 補血

巴西堅果奶

微甜

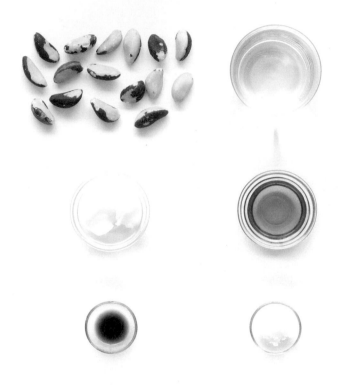

食材

巴西堅果 150 公克 ● 椰子油 2 湯匙

龍舌蘭蜜 2 湯匙

香草精 1 茶匙 ● 海鹽 1 小撮

為了讓堅果奶更加美味，請先將巴西堅果泡水 6 小時，然後風乾再攪打。

把所有的食材放入食物調理機中，倒入 600 c.c. 的水，攪打至少 1 分鐘。
若要讓成品更為滑潤順口，請將打好的堅果奶倒入濾布袋或平紋細布上過篩，
用大湯杓多加擠壓，以取得最大奶量。

充滿纖維、礦物質硒與維他命 E 的特殊堅果飲。

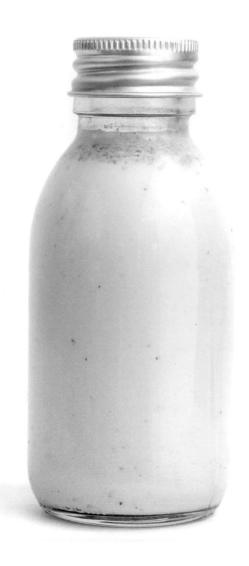

ES 補血　**I** 提升免疫力　**SO** 活化身體機能

松子奶

營養豐富且甜蜜

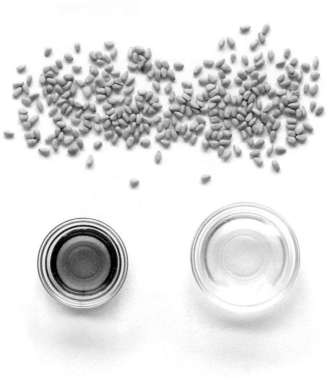

食材

松子 75 公克

蜂蜜 2 湯匙

松子不一定要泡水。

把所有食材放入食物調理機中，倒入 250 c.c. 的水，攪打整整 1 分鐘。
將打好的松子奶倒入濾布袋或平紋細布上過篩，
用大湯杓多加擠壓，以取得最大奶量。

濃縮了維他命 A 的美味堅果奶，對心臟相當有益處。

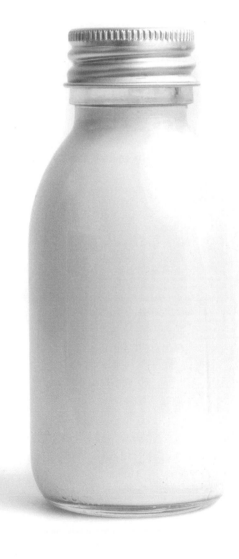 提升免疫力 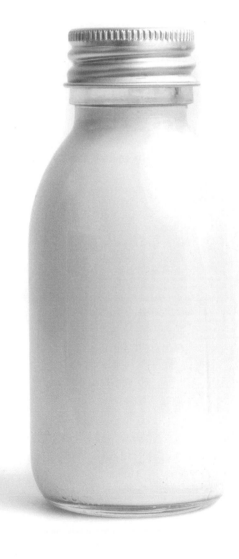 去脂

杏仁奶
微甜

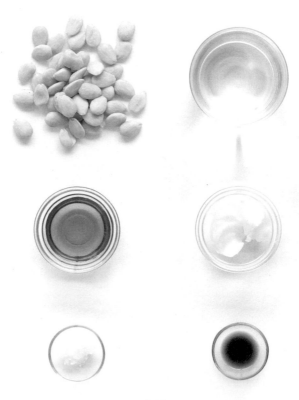

食材

杏仁 150 公克 • 椰子油 2 湯匙

龍舌蘭蜜 2 湯匙

香草精 1 茶匙 • 鹽 1 小撮

若想讓成品更濃郁，請將杏仁浸泡水中 6 至 8 小時，瀝乾水分後再攪打。

把食材放入食物調理機中，倒入 600 c.c. 的水，攪打呈光滑乳狀。
將打好的杏仁奶倒入濾布袋或平紋細布上過篩，
用大湯杓多加擠壓，以取得最大奶量。

這是降低膽固醇的理想堅果飲。

RMO 強化肌肉與骨骼 AO 抗氧化

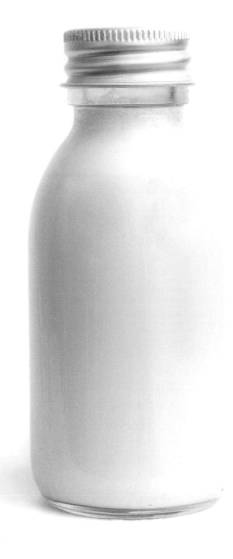

南瓜籽奶
微甜

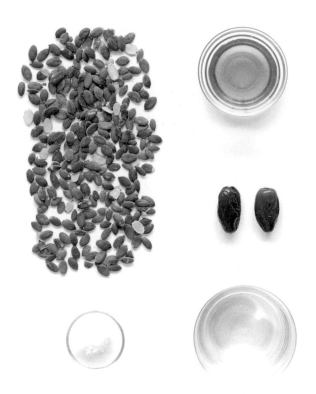

食材
南瓜籽 125 公克 ● 椰棗 2 顆
蜂蜜 2 湯匙
鹽 1 小撮

把所有的食材放入食物調理機中，倒入 500 c.c. 的水加以攪打。

將打好的南瓜籽奶倒入濾布袋或平紋細布上過篩，
用大湯杓多加擠壓，以取得最大奶量。

富含鋅，能助你夜夜好眠，還能讓心情變得無比正向。

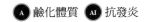 鹼化體質 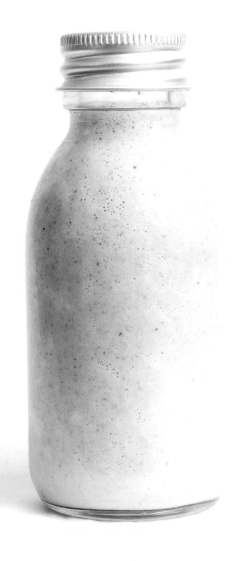 抗發炎

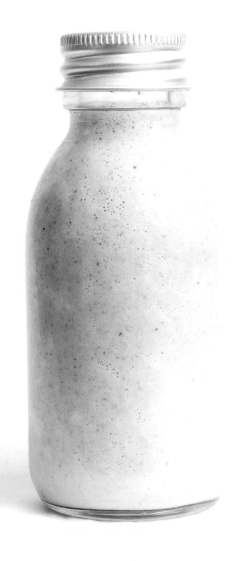

巧克力風味腰果奶

微甜

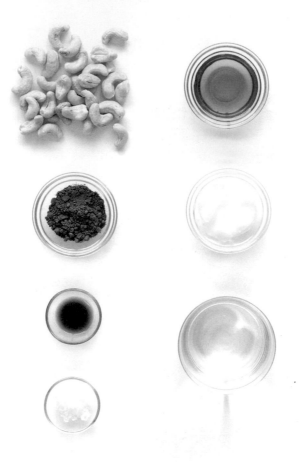

食材

腰果 100 公克 • 可可粉 30 公克

椰子油 1 湯匙 • 龍舌蘭蜜 2 湯匙

香草精 1 茶匙 • 鹽半茶匙

把所有的食材放入食物調理機中，倒入 600 c.c. 的水，高速攪打。

冰涼後再喝。若想要更甜的口感，可增加龍舌蘭蜜的用量。

154

蘊含對情緒有正面效益的蛋白質。

I 提升免疫力 **AI** 抗發炎 **ES** 補血

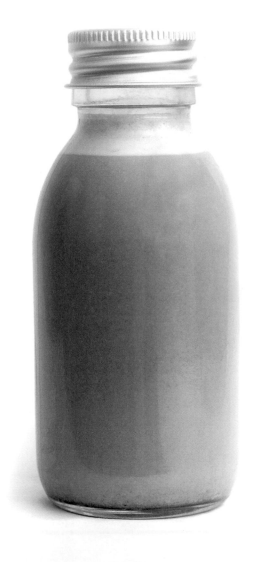

美洲山核桃奶

微甜

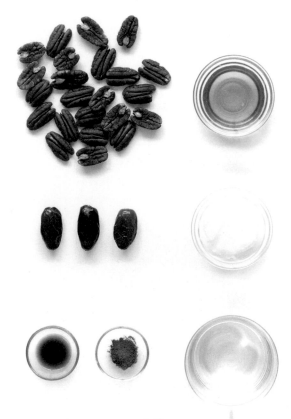

食材

已烘烤過的無鹽美洲山核桃 115 公克 ● 椰棗 3 顆

龍舌蘭蜜 2 湯匙 ● 椰子油 1 湯匙

肉桂粉 1 茶匙半 ● 香草精半茶匙

若想讓成品更濃郁，請將美洲山核桃浸泡水中一晚或 6 至 8 小時。

把所有的食材放入食物調理機中，倒入 360 c.c. 的水，
攪打至少 1 分鐘。冰涼後再飲用。

含有 20 種以上的維他命與主要礦物質。

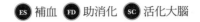 補血 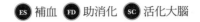 助消化 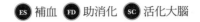 活化大腦

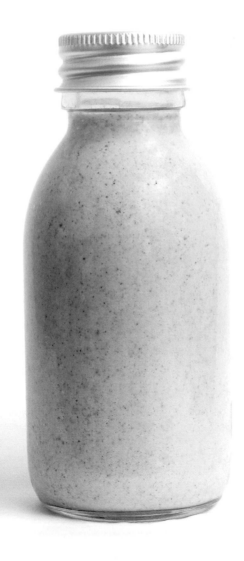

索引

・黑體字為飲品名稱

圖解綠拿鐵完美配方

看圖備料輕鬆打，66 種提升能量、排毒瘦身，
好喝到乾杯的紐約風綠植蔬果飲

原文書名	La Bible des Green Smoothies
作　　者	Fern Green 斐恩‧格林
譯　　者	林雅芬

總 編 輯	王秀婷
責任編輯	王秀婷
編輯助理	梁容禎

發 行 人　　冸玉雲

出　　版　　積木文化
104台北市民生東路二段141號5樓
電話：(02) 2500-7696｜傳真：(02) 2500-1953
官網：www.cubepress.com.tw
讀者服務信箱：service_cube@hmg.com.tw

發　　行　　英屬蓋曼群島商家庭傳媒股份有限公司城邦分公司
台北市民生東路二段141號11樓
讀者服務專線：(02)25007718~9｜24小時傳真專線：(02)25001990-1
服務時間：週一至週五09:30-12:00、13:30-17:00
郵撥：19863813｜戶名：書虫股份有限公司
網站：城邦讀書花園｜網址：www.cite.com.tw

香港發行所　　城邦（香港）出版集團有限公司
香港灣仔駱克道193號東超商業中心1樓
電話：+852-25086231｜傳真：+852-25789337
電子信箱：hkcite@biznetvigator.com

馬新發行所　　城邦（馬新）出版集團Cité (M) Sdn. Bhd
41, Jalan Radin Anum, Bandar Baru Sri Petaling, 57000 Kuala Lumpur, Malaysia.
電話：603-90563833｜傳真：603-90566622
電子信箱：cite@cite.com.my

封面設計、內頁排版　　張倚禎
製版印刷　　上晴彩色印刷製版有限公司

圖解綠拿鐵完美配方：看圖備料輕鬆
打，66種提升能量、排毒瘦身，好喝
到乾杯的紐約風綠植蔬果飲 = Green
smoothies/斐恩.格林(Fern Green)著；
林雅芬譯. -- 初版. -- 臺北市：積木文
化出版：英屬蓋曼群島商家庭傳媒股
份有限公司城邦分公司發行, 2021.04
面；　公分
譯自：La Bible des Green Smoothies
ISBN 978-986-459-271-5(平裝)
1.飲料 2.健康飲食
411.3　　　　　　　　110002273

【印刷版】
2021年4月8日 初版一刷
2023年10月13日 初版二刷
定價 330 元
ISBN 978-986-459-271-5

【電子版】
2021年4月
ISBN 978-986-459-279-1

Printed in Taiwan
版權所有，翻印必究

有關於本書提及的食物調理機與榨汁機，若需更多相關資訊，請至以下網站查詢：
www.vitamix.com｜www.blendtec.com｜www.pro-juice.co.uk
www.magimix.fr｜www.omegajuicers.com